本书获得江西省科学技术厅软科学研究计划项目"基于信息网络的区域协同医疗服务创新模式研究"（20122BBA10100）、江西省高校人文社会科学研究规划项目"医疗联合体协同效益提升机制研究"（GL19136）、江西中医药大学"1050青年人才工程""公共健康治理与健康产业发展"资助

区域医疗
信息化建设及其
示范工程研究

RESEARCH ON THE
CONSTRUCTION
MODEL OF
REGIONAL MEDICAL
INFORMATIZATION
AND
DEMONSTRATION
PROJECT

万晓文 ◎ 著

U0320710

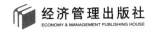

经济管理出版社
ECONOMY & MANAGEMENT PUBLISHING HOUSE

图书在版编目（CIP）数据

区域医疗信息化建设及其示范工程研究/万晓文著.—北京：经济管理出版社，2019.7

ISBN 978 - 7 - 5096 - 6880 - 1

Ⅰ.①区…　Ⅱ.①万…　Ⅲ.①医疗卫生服务—信息化—研究—中国　Ⅳ.①R197.324

中国版本图书馆 CIP 数据核字 (2019) 第 181494 号

组稿编辑：杜　菲
责任编辑：杜　菲
责任印制：黄章平
责任校对：董杉珊

出版发行：经济管理出版社
　　　　　（北京市海淀区北蜂窝 8 号中雅大厦 A 座 11 层　100038）
网　　址：www.E - mp. com. cn
电　　话：(010) 51915602
印　　刷：三河市延风印装有限公司
经　　销：新华书店
开　　本：720mm × 1000mm/16
印　　张：15
字　　数：231 千字
版　　次：2019 年 10 月第 1 版　　2019 年 10 月第 1 次印刷
书　　号：ISBN 978 - 7 - 5096 - 6880 - 1
定　　价：78.00 元

前　言

研究背景　近几十年来，以电子医疗数据共享为核心的国家（或区域）级医疗卫生信息化所带来的提升医疗服务质量、提高医疗服务可及性、降低医疗费用及医疗风险的作用，已得到国内外医疗卫生行业的充分认可，被公认为未来医疗行业的发展方向。美国开展区域卫生信息化最早，尤其是自提出 RHIOs 概念后，得到了迅速发展，并积极进行了商业运营模式的探讨，目前已总结、归纳出五种比较典型的区域卫生信息化商业运营模式，但效果尚有待验证。同时，在建设过程中也遭遇了资金、技术、医疗机构缺乏沟通与协调、商业运营模式、技术架构及基础设施等问题。当前，美国 RHIOs 建设和运转面临的主要挑战仍是：缺乏一个清晰的、有效的商业运营模式去支撑 RHIOs 可持续发展。

欧盟的英国、丹麦，亚洲的日本、中国香港和中国台湾等国家和地区，近年也对国家或区域级卫生信息化建设进行了大量的有益探索，与美国所不同的是，欧盟和亚洲大部分国家和地区（如英国、新加坡、中国香港等）的区域（或国家级）卫生信息化建设一开始就由国家主导进行的，无论是资金投入，还是系统平台技术开发和设计等均由国家统一实施。如英国拟投入 55 亿英镑建立一个全国卫生信息网络架构体系，为每一个公民建立终生电子健康记录。众所周知，区域（或国家级）卫生信息化建设不是一次性项目，未来运营维护都需要大量人力、物力和资金投入，没有任何一个政府部门能够长期承担所有费用。

我国 2003 年开始以政府为主导投入发起的以社区为主的区域医疗信息化建设以来，进行了几种不同道路和模式的探索，取得了一些成果，但也面临诸多难题，如资金缺乏与投入不足、缺乏顶层设计、没有完整/成熟的信息标准体系、缺乏相关法律法规的保障、医疗机构信息化基础薄弱、应用水平低、技术与人才匮乏等。从建设和运营方式来看，区域医疗信息化建设和运营模式是国内外面临的共同难题。国外发达国家基层医疗机构信息化水平普遍较高，且卫生标准体系相对完备，推动以电子健康档案为核心的区域医疗信息化建设，着重解决临床医疗信息的共享问题具有较好的信息化基础。而我国医疗机构尤其是基层医疗机构，无论信息化应用水平、操作人员素质和信息化理念均处于极低的水平，照搬发达国家国家级（或区域）医疗信息化建设模式是不现实的。尤其是对经济基础、卫生事业经费投入、医疗卫生机构信息化水平远落后于全国的西部地区而言，更难以借鉴。

研究目的　本书在系统研究国内外区域医疗卫生信息化建设现状、西部地区医疗卫生服务现状、医疗资源配置和利用现状、信息化建设和运用现状基础上，以四川省为例（四川省作为西部十二省份之一，其政治、经济、文化和医疗卫生体系、医疗机构信息化水平等在西部地区具有典型的代表性），深入调研分析四川省医疗机构信息化应用现状、区域医疗信息化建设和推广的关键驱动因素和阻碍因素，分析影响四川省医疗机构区域医疗信息化建设模式选择的影响因素，据此以西部地区区域医疗信息化建设理论基础为指导，设计适宜西部地区的区域医疗信息化建设和运营的整体方案与模式。并将这种模式应用于指导成都市金堂县"统筹城乡医疗卫生事业发展示范县——区域协同医疗服务示范项目"的建设，对其建设和运行实践进行效果评估，目的在于检验这种模式基本构思的合理性、可行性和有效性，为我国西部地区以及其他与西部情况相似地区的区域医疗信息化建设提供借鉴和参考。

研究方法　本书通过大量检索、阅读国内外相关领域的文献，用循证决策法对国内外区域医疗信息化建设从构建模式、运营模式等方面进行了类比分析，循证比较了它们各自的优缺点。运用调查问卷，对被调查的四川省医疗机构信息化建设情况、对区域医疗信息化建设的认知，对现有四种有代表性的区域医疗信息化建设模式的评价和选择意愿等进行了调查；运用

SPSS16.0软件和AMOS18.0软件，采用描述性分析、单因素、多因素和结构方程方法统计分析影响四川省医疗机构区域医疗信息化建设模式选择的影响因素；运用案例分析法，对成都市金堂县区域医疗信息化示范项目建设效果进行了比较分析、成本效益分析；利用TAM满意度调查问卷表对信息平台使用人员进行了调查，采用因素分析方法探究其影响因素，提出提高满意度的相关建议。

研究内容　本书的主要内容包括：①国内外区域医疗（卫生）信息化发展的现状及趋势，通过比较它们各自的优缺点，从中找到发展的共同点及未来发展的趋势；②系统评价我国西部地区医疗卫生服务和信息化建设现状，找到西部地区医疗服务发展的制约因素及不足；③以四川省为例，找到区域医疗信息化建设和推广应用的关键驱动因素和障碍因素，分析影响四川省医疗机构区域医疗信息化建设模式选择的影响因素，结合前述，提出适宜西部地区的区域医疗信息化建设和运营模式；④西部地区区域医疗信息化建设理论基础研究，在综合文献研究的基础上，提出西部地区建设模式设计的理论基础；⑤成都市金堂县"统筹城乡医疗卫生事业发展示范县——区域协同医疗服务示范项目"实施效果评估，从项目系统运行情况、卫生服务利用效果、医务人员服务能力、医疗机构经营状况、信息平台建设成效等方面进行评价。

研究结果　通过研究，得出以下研究结果：①截至目前，国内外区域医疗（卫生）信息化建设尚没有完全成功的范例可以借鉴，其建设和运营模式是国内外面临的共同难题。我国区域医疗信息化建设进行了几种不同道路和模式的探索，面临资金投入不足、信息标准缺失、相关法律法规欠缺、医疗机构信息化基础薄弱、应用水平低、技术与人才匮乏等问题，尤其是基层医疗机构信息化应用水平、操作人员素质和信息化理念均处于较低的水平，照搬发达国家国家级（或区域级）医疗信息化建设模式，是不现实的。②当前我国西部地区卫生资源配置和利用与全国相比，仍显不足，尤其是边远山区和贫困地区医疗资源匮乏的现象尤为严重。城市优质医疗资源过度使用，基层医疗卫生资源闲置，整体医疗业务收入能力不足，仍需依靠国家或地方财政补助。此外，医疗机构信息化建设整体水平低、信息化投入不足，应用层次低、信息技术采用和基础设施不足等。③调查显示，四川省医疗机构信息化建设总体仍处于医疗信息化建设的第一阶段，仅满足以财务收费活动为主，大部分都没有临床信息系统（CIS），信息化建设资金主要来源于自筹，在信息化建设中最希望得到资金、技术和人才的支持。④对目前国内四种有代表性的区域医疗信息化建设模式的评价中，对模式四的认可度最高，从Logistic 单因素和多因素回归统计以及 AMOS 结构方程统计分析结果可以看出，模式四适宜医疗机构级别较低、经济状况较差、信息化建设和应用水平较低、国家及地方政府对信息化资金投入较少、信息技术人才匮乏的地区（或区域），而这与我国西部地区经济状况和医疗机构基本特征相符。⑤综合前面研究成果，提出了共享医疗信息平台的西部地区区域医疗信息化建设和运营模式，并分别从免费理论、协同学理论、创新扩散理论和云计算理论等管理学理论和技术理论出发，阐述了模式设计的理论基础。⑥金堂县"区域协同医疗服务示范项目"运行效果显示，参与医疗卫生机构信息化软、硬件建设得到了质的提高，基本达到了数字化医院建设要求；从运行效果来看，医疗机构服务水平、业务能力、经营状况均得到了一定的改善；从平台使用情况来看，医务（使用者）人员对信息平台总体满意，基本达到了建设的预期目的。

研究创新 本书从以下几个方面进行了创新：①理论突破，提出了西部地区区域医疗信息化模式设计的理论基础。②应用循证决策法对国内外区域医疗（卫生）信息化建设从构建模式、运营模式等方面进行了类比分析，循证比较了它们各自的优缺点，目前国内外尚未见此方面的系统研究。③本书的设计具有一定的独创性，以四川医疗机构为例，运用结构化调查问卷和深入访谈法，找到了西部地区区域医疗信息化建设模式选择的影响因素。④提出了西部地区区域医疗信息化建设和运营模式，建立一个统一的区域医疗信息平台（包括医疗机构业务应用系统）和数据存储中心，集中存储和维护区域内所有医疗机构的医疗数据；医疗机构以交服务费的方式，使用区域医疗信息平台提供的所有软硬件服务，医疗机构是购买共享医疗信息平台提供的服务，而不是购买软件产品，投资低，大家都用得起；统一的医疗机构业务应用系统、统一的数据结构能实现完整的数据交换、整合；以医疗机构交纳的服务费作为共享医疗信息平台建设、运营和维护费用。⑤我国已有一些示范项目在建设和运行，但系统总结和评估试点实施效果的尚没有文献记载。本书是首个系统研究和评价该项目的，本书的研究成果和结论为我国区域医疗信息化建设和完善提供了实证依据和启示。

目　录

第一章　绪　论 ……………………………………………………………… 001

一、前　言 ………………………………………………………………… 001

二、选题背景 ……………………………………………………………… 004

三、问题的提出 …………………………………………………………… 014

四、研究目的和意义 ……………………………………………………… 015

五、研究内容和结构安排 ………………………………………………… 018

六、技术路线 ……………………………………………………………… 020

第二章　国内外区域医疗信息化建设现状及发展趋势 ……………… 021

一、区域医疗信息化的概念及内涵 ……………………………………… 021

二、国外区域医疗信息化建设现状及发展趋势 ………………………… 024

三、国内区域医疗信息化建设现状 ……………………………………… 043

四、本章小结 ……………………………………………………………… 057

第三章　西部地区医疗卫生服务及医疗机构信息化建设现状 ……… 059

一、西部地区医疗卫生服务现状 ………………………………………… 059

二、西部地区医疗机构信息化建设现状 ………………………………… 071

三、国内医疗卫生信息化发展政策趋势 ………………………………… 074

四、本章小结 ……………………………………………………………… 076

第四章 西部地区区域医疗信息化建设模式选择影响因素分析
　　——以四川省为例 ······················· 078

一、调查设计与实施 ························· 079

二、数据整理与分析 ························· 081

三、调查问卷的信度和效度检验 ················· 081

四、调查结果分析 ·························· 085

五、选择模式四影响因素的 Logistic 回归模型分析 ······· 113

六、本章小结 ···························· 132

第五章 西部地区区域医疗信息化建设理论基础和模式设计 ······· 134

一、区域医疗信息化在医疗服务体系中的角色和作用 ······ 135

二、理论基础 ···························· 136

三、西部地区区域医疗信息化建设和运营模式设计 ······· 151

四、本章小结 ···························· 157

第六章 基于共享医疗信息平台的区域医疗信息化建设实践研究 ···· 158

一、基本情况 ···························· 159

二、示范项目设计思路 ······················ 163

三、示范项目建设现状及运行效果评价 ·············· 166

四、本章小结 ···························· 204

第七章 总结与展望 ······················· 206

一、总　　结 ···························· 206

二、政策建议 ···························· 208

三、研究创新与局限 ························ 212

参考文献 ···························· 215

后　记 ······························ 226

第一章
绪　论

一、前　言

经过 40 多年的改革开放，我国医疗卫生事业取得了巨大的成就，建立了比较健全的农村三级医疗卫生服务体系和城镇医疗卫生服务体系，人民的医疗保障水平得到了明显的改善和提高。人口期望寿命由新中国成立初期的 35 岁提高到 2005 年的 73 岁（黄荣清、应亚儿，2004），全国人口死亡率从 1952 年的 17‰下降到 2009 年的 7.08‰，每千人口卫生技术人员数从 2.85 人增长到 4.15 人，每千人口医疗机构床位数从 2.19 张增长为 3.31 张，2009 年全国开展新农合县（市、区）共 2716 个，参加新农合人数 8.33 亿人，参合率达到 94.19%，全国城镇居民和职工基本医疗保险参保人数达 40061 万人[①]。当然，随着我国经济的快速发展和社会结构的调整，我们也应清醒地看到，医疗卫生事业的发展水平与人民群众的健康需求、与社会协调发展的矛盾还比较突出，"看病难、看病贵"仍是当前医

---

① 黄荣清，庄亚儿. 人口死亡水平的国际比较［J］. 人口学刊，2004（6）：3 - 7.

疗卫生领域的突出矛盾。2000 年世界卫生组织（WHO）进行成员国卫生筹资和分配公平性的排序中，我国位列 191 个成员国的倒数第四（第 188位）（赖伟，2008）。截止到 2009 年年底个人卫生支出占卫生总费用构成比仍高达 38.2%（政府卫生支出只占总费用构成比为 27.2%）[①]，个人支付医疗费用负担依然过重。此外，城乡居民医疗保健支出费用逐年升高，1990~2009 年，城镇居民人均医疗保健支出从 25.7 元增长为 856.4 元，占消费性支出从 2% 增长为 7%，农村居民人均医疗保健支出从 19.0 元增长为 287.5 元，占消费性支出从 5.1% 增长为 7.2%[②]。

当前我国经济和社会的发展正处于转型的历史新时期，处于转型期社会的医疗服务领域也正处于一个特殊的历史变革时期（王小万，2005）。传统的医疗服务模式与居民健康需求发展的矛盾日益尖锐，以治疗疾病为目的医学模式需要向以预防和健康管理为目的的医学模式转变，用战争与征服思维模式对待老年、慢性与恶性疾病，走疾病晚期诊断与晚期治疗的路子，用高科技高资本密集投入诊断与治疗的方式是没有前途的，对医疗服务要素的改革与重组迫在眉睫（石应康，2008；李玲等，2008）。有限的医疗资源如何在不同社会成员及其不同需求之间进行分配？如何整合发展中国家有限的医疗卫生资源，为全体公民提供"更有效率、更公平、更可及"的医疗卫生服务，实现 2009 年新医改方案提出的人人享有基本医疗卫生服务目标？

"2001 年，美国医学科学院发表了一个非常有影响力的报告称，21 世纪医疗改革有六大特点：第一要重新对医疗服务提供过程进行设计；第二要有效地使用信息技术；第三要管理和分享临床的知识和技术；第四要组建有效合作的团队；第五要在病人之间、服务之间和不同机构之间进行协调；第六要把通过治疗以后的病人，将其健康管理纳入医疗机构提供服务绩效评估当中"（刘国思，2009）。"现代信息技术的发展，可以实现管理

---

① 2010 年中国卫生统计年鉴［EB/OL］. http：//www. moh. gov. cn/publicfiles/business/html-files/zwgkzt/ptjnj/year2010/index2010. html.

② 赖伟. 医疗改革三十年［J］. 中国医院管理，2008，28（11）：1－4.

模式的创新，解决了传统的市场机制解决不了的问题，创造新的市场形态"（李玲等，2008）。利用信息技术，打通分离，通过医疗机构自身的资源优化机制，建立上下整合，分工协调的平台，实现品牌、技术、人才、资金等资源在不同级医疗平台的自然流通，为患者提供"一站式"服务（刘国思，2009）。

21世纪是信息的世纪，以信息技术革命为标志的信息化浪潮席卷全球，信息技术及互联网已经运用在社会的各个领域，极大地改变了社会生产和服务以及大众生活方式。尤其是在医疗卫生领域，经过近30年的摸索和发展，计算机和信息技术在医疗卫生机构的应用得到了长足的发展。医院管理信息系统、临床信息系统、电子病历、图像存档和传输系统和资源管理信息系统等信息技术已逐渐在医院得到推广使用。伴随信息技术和网络技术的高速发展以及医疗行业应用标准［如 HL7、V3.0、SNOMED（医学术语标准集）、ICD-10 疾病编码］的完善，医疗机构间信息互联互通、共享交换已成为区域性医疗卫生机构信息化发展的主流。以医疗卫生服务机构为主体，以医疗资源和信息共享为目标，利用现代信息技术，建立区域城乡一体化协同医疗卫生服务和医学教育的信息服务公用平台，用信息化打破组织架构的区隔，通过披露与共享信息资源促进公共卫生体系的建立与业绩考核，更为合理地使用各级医疗卫生资源，使有限的医疗卫生资源利用最大化（石应康，2008）。

"当前区域医疗信息化建设，被看作是医改的良药，一场以信息技术带动医疗改革的社区卫生服务攻坚战正在全国各地展开"（刘杰，2009）。但是这场以信息技术带动的医疗卫生领域的资源整合和运行效果却取决于各地（级）医疗卫生机构对此的反应与需求，取决于区域经济发展水平和医疗机构信息化应用水平，影响区域医疗信息化建设和运行的因素众多，只有找到影响建设的关键因素与驱动因素，才能设计切实可行的区域医疗信息化建设方案。因此，利用信息技术，以医疗卫生服务机构为主体，以医疗资源和信息共享为目标的区域医疗信息化建设必须从我国医疗卫生体制的现状，区域经济发展水平、医疗改革趋势、医疗服务能力与信息化应用的相互关系出发，研究居民的医疗服务需求与利用、医疗服务供给与医疗费用负担，以及医疗机构信息化建设与应用水平等一系列问题，以此系统分析我国区域医疗信息化建设需求及利用的特点与影响因素，在理论与实证研究上为我国区域医疗信息化建设提供科学的决策依据，尤其是促进西部地区区域医疗信息化建设。因此，开展本书研究既有重要的现实意义，又具有重要的理论价值。

二、选题背景

（一）国外区域医疗信息化建设现状

21 世纪初，国外美、英、加拿大、澳大利亚等一些国家先后开展了国家级及地方级的以电子医疗数据共享为核心的区域性卫生信息网络建设，希望通过信息共享提高医疗服务的可及性、提升整体医疗服务质量和效率、降低医疗费用、减少医疗风险[①]。美国开展区域医疗信息化最早，早在 20 世纪 80 年代末，开展了以社区卫生信息网络（Community Health Information Network，CHINs）、地方卫生信息网络（Local Health Information Infrastructure，LHII）为主的区域级卫生信息共享探索。到 20 世纪 90 年代初这些项目限于当时的网络技术能力、数据交换标准缺失、基层医疗机构信息化应用程度低、缺乏有效的商业运营模式以及缺乏持续的财务投入等均以失败告终[②]。2004 年提出国家健康信息网络（National Health Information Network，NHIN）以后，作为基本组成单元的区域健康信息组织（Re-

---

①② 中国医院协会信息管理专业委员会（CHIMA）、埃森哲咨询公司．中国医院信息化发展报研究告（白皮书）［R］．2008.

gional Health Information Organizations，RHIOs）得到了快速的发展。到 2007 年全美已建立了约 150 多个州、区域或地方的 RHIOs[①]，其中有 20 多个 RHIO 初具规模并在某种程度上实现了临床数据共享，如佛罗里达州的 Florida HIN、印第安纳州的 Indiana HIE、加利福尼亚州的 Cal - RHIO 等都是比较成功的范例[②]。

从概念提出到实践摸索，美国 RHIOs 得到了迅速发展，但也遭遇了资金、技术、病人隐私信息处理、医疗机构缺乏沟通与协调、商业运营模式、技术架构及基础设施等问题（Adler - Milstein et al.，2009），尤其是资金和有效的商业模式。2007 年哈佛大学的一个专项小组对美国 RHIO 的发展状况调查显示：在调查的 145 个 RHIO 中，1/4 处于停滞阶段，54% 的 RHIO 尚处于规划阶段，只有 20 个建立了中等规模的临床数据交换业务，实现了 HIE（Health Information Exchange）（其中只有 15 个能够真正在一定区域范围内交换数据）；在这 20 个 RHIO 中有 9 个从来没有接受过社会慈善捐助（前期投资主要是国家财政资助），有 13 个表示会从参与者那里收取信息流量业务费用以保证整个组织运转和开销，还有 8 个一直依赖于社会上捐赠维持运转（Adler - Milstein et al.，2008）。"有人认为随着 HIE 上线运行，RHIOs 的资金处境会越来越好，但事实情况并不是那样"[③]。由此可见建立一个 RHIO 需要大量的资金投入，有报告表示：最好的方法是参与者共同出资来完成 HIE 建立（Adler - Milstein et al.，2008）。

当前美国 RHIOs 建立和运转面临最大的挑战是：缺乏有效的经营模式去支撑 RHIOs 的金融可持续发展（Kloss，2007）。HIT Transition Group 在 2006 年和 2007 年对 RHIO 经营情况的调研显示：大多数（80% ~ 90%）RHIO 仍依赖于政府基金资助（Mchael & Mavtin，2007）。政府和州初始投

---

① AHRQ. National Resource Center for Health Information Technology ［EB/OL］. http：// healthit. ahrq. gov/portaL/server. pt? open = 512&objID = 650 & PagelD = O&parentname = Obj Mgr & pa-rentid = 106&mode = 2&dummy = t.

② CalRHIO ［EB/OL］. http：//www. calrhio. ors/.

③ Committee on the Future of Rural Health Care. Quality Through Collaboration：The Future of Rural Health Care ［M］. The National Academies Press，2005.

入的基金和捐赠终将有用完的时候，一个成功的 HIEs 必须从一开始就有一个清晰的金融可持续发展计划（Marchibroda，2007）。美国 RHIO 的经营模式主要有会员会费／订购付款、信息交易费、销售收益（出售商品、信息或服务给用户）、临床业务咨询/指导附属收益和广告收益五种（Laudon & Traver，2004）。尽管 RHIOs 有的采用了上述模式并看上去已经获得了一些小收益，但也有的失败了，对于这些模式的有效性还有待检验。最成功的例子是犹他州卫生信息网络，它采用订购付款和信息交易费联合的方式，这些费用用来支付 HIE 管理数据交换的运行成本①。建立金融可持续发展是一个长期和艰巨的目标，尚没有一个 RHIOs 建立了长期的金融可持续发展或运转模式（Maffei et al.，2009）。Maffei 等（2009）认为，RHIOs 未来的发展处于不断地变化、学习过程中，最成功和高效的金融可持续发展模式必须根据 RHIOs 的具体环境定制。

欧盟的英国、丹麦、挪威，亚洲的日本、新加坡和我国的香港、台湾等国家和地区也对国家、区域卫生信息化网络建设进行了大量有益的探索，取得了一些经验和发展，但也面临着许多问题。如欧洲国家面临：①不同软件之间不兼容；②医院间的竞争大过合作；③欧洲国家存在着语言不通的问题；④还没有建立可共享的医疗信息系统标准；⑤现有临床信息系统过于复杂，对于医生的工作方式改变也太大；⑥临床信息系统造价太高，包括安装、维护、运行费用以及 IT 人员的薪酬，等等（叶慧，2006）。此外，与美国所不同的是，欧盟和亚洲大部分国家和地区（如英国、新加坡、中国香港等）的区域（或国家级）医疗信息化建设一开始就由国家主导进行，无论是资金投入，还是系统平台技术开发和设计等均由国家统一实施。如英国投入 55 亿英镑，发展一个基于信息交流和标准化的全国卫生信息网络架构体系，为每一个公民建立终生电子健康记录。中国香港于 20 世纪 90 年代末在所有公立医院进行信息化部署，一期投入 60

---

① Agency for Healthcare Research and Quality. Evolution of State Health Information Exchange：A Study of Vision Strategy and Progress ［M］. Rockville，MD：Agency for Healthcare Research and Quality，2006.

亿港币，此后二期又花费 120 亿港币，还远未结束，而香港地区仅有区区
700 多万人口①。众所周知，区域（或国家级）卫生信息化网络建设不是
一次性项目，未来的运营维护都需要大量的人力、物力和资金投入，没有
任何一个政府部门能够长期承担所有费用，如何提供庞大的持续资金投入
是其面临的主要问题。

（二）中国卫生领域面临的主要挑战

当前，作为重要民生问题的医疗卫生事业的发展与人民群众的健康需
求、与社会协调发展的矛盾还比较突出，人人享有基本医疗服务的目标远
未实现。"看病难、看病贵"仍是社会的主要矛盾，由此而形成的"医生、
医院、医药"的三医问题，已经成为不亚于"三农"问题的社会一大弊端
（李卫平，2003），现状不容乐观。面临的主要挑战主要表现为：

1. 医疗卫生资源配置地区差异巨大，是当前医疗卫生服务面临的主要
难题

2009 年，全国共有各级各类医院 20291 家，其中：东部 7771 家、中
部 6428 家、西部 6092 家；市级医院 14180 家、县级市医院 3127 家、县级
医院 6111 家；三级医院东部 586 家、中部 343 家、西部 304 家②。2009
年，全国有卫生人员 7781448 人，乡村医生和卫生员 1050991 人，其中：
东部有卫生人员 3348672 人、乡村医生和卫生员 372974 人；中部有卫生
人员 2478125 人、乡村医生和卫生员 387933 人；西部有卫生人员 1954651
人、乡村医生和卫生员 290084 人。每千人口卫生技术人员数东部 4.93
人，中部 3.79 人，西部 3.59 人③。从以上数据可以看出，我国医疗资源
分布东、中部强于西部，城市医疗资源优于农村，占人口多数的农村每千人
口卫生技术人员数远远落后于城市，大部分优质医疗资源集中在大中城市，而

---

① 中可报道. 华西院长石应康：信息化建设需要广泛合作［EB/OL］. 健康报网，http：//
www. jkb. com. cn/document. jsp？ docid = 173101.
②③ 2010 年中国卫生统计年鉴［EB/OL］. http：//www. moh. gov. cn/publicfiles/business/htm-
lfiles/zwgkzt/ptjnj/year2010/index2010. html.

基层县级医疗机构及农村医疗资源不足，质量不高，服务能力堪忧。

2. 医疗卫生资源利用不均衡，过度医疗与闲置浪费并存

当前人们就医不论疾病大小盲目涌向知名的三级甲等医院，造成这些医疗机构人满为患，而基层医疗卫生机构却门可罗雀，有限资源闲置和浪费（李玲，2006；陆斌杰，2007）。2009年，全国共有医院20291家，其中：三级医院1233家，仅占6.08%；二级医院6523家，占32.15%；一级医院5110家，占25.18%；未定级医院7425家，占36.6%[①]。2010年1~10月全国医院诊疗人次数为144562.4万人次，出院人数为6705.5万人，其中：三级医院诊疗人次数53065.4万人次，占全国医院诊疗人次数的36.71%，出院人数2153.3万人，占全国医院出院人数的32.11%；二级医院诊疗人次数67494.6万人次，占全国医院诊疗人次数的46.69%，出院人数3645.5万人，占全国医院出院人数的54.37%；一级医院诊疗人次数仅为10482.5万人次，占全国医院诊疗人次数的7.25%，出院人数只有324.9万人，只占全国医院出院人数的4.8%[②]。医疗资源配置水平的区域差异和利用失衡，一方面造成总体医疗资源的极大浪费和大型医院因医疗资源过度使用带来的医疗服务质量的下降和医疗风险的增长；另一方面，造成病人无效医疗成本及医疗费用的大幅度增长，基层医疗资源大量闲置。

3. 人口模式的变化

随着人们生活水平的改善，预期寿命从1949年前的35岁增长为2005年的73岁（黄荣清、庄亚儿，2004），新生儿死亡率、婴儿死亡率、5岁以下儿童死亡率和孕产妇死亡率呈明显下降趋势。1991~2009年，新生儿死亡率从33.1‰下降为9‰，婴儿死亡率从50.2‰下降为13.8‰，5岁以下儿童死亡率从61‰下降为17.2‰，孕产妇死亡率从80‰下降为31.92‰[③]。人口年龄别死亡模式呈现出低婴儿死亡率的J形分布（刘国

①③ 2010年中国卫生统计年鉴 [EB/OL]. http：//www. moh. gov. cn/publicfiles/business/htmlfiles/zwgkzt/ptjnj/year2010/index2010. html.

② 卫生部统计信息中心. 2010年3季度全国医疗服务工作量 [EB/OL]. http：//www. moh. gov. cn/publicfiles/business/htmlfiles/mohwsbwstjxxzx/s10784/201011/49543. htm.

恩、陈佳鹏，2006），老龄化速度较快，65 岁及以上人口比例在 1953 年为
4.4%，1964 年为 3.6%，1982 年为 4.9%，1990 年为 5.6%，2000 年上
升为 7%，2008 年达到了 9.54%（已超过了 7% 的老龄标准）[1]，我国已进
入老龄化社会。

4. 疾病流行病学模式的改变

人群死亡年龄构成变化导致了死因谱的变化，烈性传染病发病率和死
亡率明显下降，老龄化带来疾病谱的改变，心、脑、呼吸等慢性疾病和恶
性肿瘤在疾病谱中的构成比例显著上升（刘国恩、陈佳鹏，2006；石应康
等，2008）。2009 年，我国城市居民：恶性肿瘤报告粗死亡率 167.57 人/
10 万人年，占 27.01%；心脏病粗死亡率 128.82 人/10 万人年，占
20.77%；脑血管病粗死亡率 126.27 人/10 万人年，占 20.36%；呼吸系
统疾病粗死亡率 65.4 人/10 万人年，占 10.54%，这四类疾病死亡率占
2009 年城市居民主要疾病死亡率的 78.68%[2]。同期农村居民：恶性肿瘤
报告粗死亡率 159.15 人/10 万人年，占 24.26%；脑血管病粗死亡率
152.09 人/10 万人年，占 23.19%；心脏病粗死亡率 112.89 人/10 万人
年，占 17.21%；呼吸系统疾病粗死亡率 98.16 人/10 万人年，占 14.96%，
这四类疾病死亡率占 2009 年农村居民主要疾病死亡率的 79.62%[3]。此外，
40 ~ 64 岁人群的前瞻性队列研究显示，我国恶性肿瘤、脑血管疾病和心脏
病死亡率分别为 265.9 人/10 万人年、171.5 人/10 万人年和 159.1 人/10
万人年，高于美国同年龄人群（李玲，2006）。从发达国家老龄化社会医
疗卫生所走过的道路来看，凭借现代医学认、知、行的能力"征服"这些
老年、慢性、恶性疾病还为时尚远、事倍功半、费用昂贵（石应康，
2008）。预期寿命的延长、疾病谱的改变、城乡居民疾病谱趋于一致，这
将带来未来医疗服务需求的巨大增长和医疗费用的大幅度增长，给经济增
长带来巨大的压力。

---

[1][2][3]　2010 年中国卫生统计年鉴 ［EB/OL］. http：//www. moh. gov. cn/publicfiles/business/
htmlfiles/zwgkzt/ptjnj/year2010/index2010. html.

5. 政府投入增加，医疗保障制度得到加强，但城乡居民医疗费用负担依然过重，经费投入"重城市、轻农村"现象未得到改善

（1）经费支出方面。2009 年，卫生总费用支出 17204.81 亿元，其中：政府卫生支出 4685.6 亿元，占 27.2%；社会卫生支出 5948.39 亿元，占 34.6%；个人卫生支出 6570.83 亿元，占 38.2%[①]。2009 年，医院门诊病人次均医药费 152.0 元，住院病人人均医药费 5684.1 元，分别比上年增加了 13.7 元（增长 9.9%）和 450 元（增长 8.6%）[②]，个人卫生费用支出负担依然过重。

（2）经费投入"重城市、轻农村"现象未得到改善。以 2008 年为例，卫生总费用城乡构成比为：城市 11255.0 亿元，占 77.4%；农村 3280.4 亿元，占 22.6%[③]。大部分卫生经费投在城市，占人口 53.4% 的农村卫生经费投入只有 22.6%，严重不足[④]。

（3）医疗保障制度方面。2009 年，全国有 2716 个县（区、市）开展了新型农村合作医疗，参合人数达 8.33 亿人，参合率 94.19%，筹资总额达 944.4 亿元，支出 922.9 亿元，沉淀资金 21.5 亿元[⑤⑥]，参合人数显著提高，参合农民就医经济负担有所减轻，但参保资金沉淀较多，补偿收益率有待提高。2009 年，城镇居民和职工基本医疗保险参保人数达 40061 万人，参合率只有 64.42%，其中：城镇居民基本医保人数 18100 万人、城镇职工基本医保人数 21961 万人[⑦]。仍有高达 36% 左右的城市居民没有任何医疗保障。

6. 卫生从业人员分布、结构不合理，毕业后医学教育体系还有待完善

2009 年，全国共有 7781448 名卫生从业人员，其中：东部 3348672 人、中部 2478125 人、西部 1954651 人[⑧]；西部每千人口卫生技术人员数低于东、中部地区（见表 1－1）。高学历、高职称卫生技术人员缺乏，

---

①③⑤⑦⑧ 2010 年中国卫生统计年鉴 ［EB/OL］. http：//www. moh. gov. cn/publicfiles/business/htmlfiles/zwgkzt/ptjnj/year2010/index2010. html.

②④⑥ 卫生部政府信息公开专题. 2009 年我国卫生事业发展统计公报 ［EB/OL］，http：//www. moh. gov. cn/publicfiles/business/htmlfiles/zwgkzt/pgb/201006/47783. htm.

2009 年卫生技术人员中有研究生及以上学历的仅 3%，本科占 21.3%，专科占 36.1%，中专占 35.2%，高中及以下占 4.4%；拥有正高专业技术资格的只有 1.7%，副高占 6.2%，中级占 25.6%，师级/助理占 33%，士级占 24.8%，不详占 8.9%[①]。现有毕业后继续教育，如异地进修、参加异地培训等成本高昂、培训人数少、培训针对性不强，往往效果不理想，边远地区和基层卫生从业人员知识更新缓慢，人员难以稳定。

表 1 - 1 2009 年东、中、西部每千人口卫生技术人员数

单位：万人

地区	卫生技术人员	执业（助理）医师	其中，执业医师	注册护士
东部	4.93	2.04	1.72	1.72
中部	3.79	1.59	1.26	1.24
西部	3.59	1.56	1.26	1.14
合计	4.15	1.75	1.43	1.39

资料来源：中国卫生统计年鉴（2010）。

综上所述，我国医疗服务业从计划经济时期延续下来的管理体制弊端依然存在（王小万，2005），医疗资源配置格局没有得到根本的改革，城乡医疗卫生资源不均和利用失衡，区域卫生规划和分层医疗服务体系没有被有效地建立，医疗卫生机构各自封闭运作，缺乏协同，加剧了医疗机构的恶性竞争，增加了医疗服务的无效成本，"看病难、看病贵"社会问题日益突出。

（三）医疗卫生改革发展趋势及需求分析

2009 年 3 月 17 日，中共中央、国务院正式发布了《关于深化医药卫生体制改革的意见》和《医药卫生体制改革近期重点实施方案（2009 ~ 2011 年)》，明确提出，建立健全覆盖城乡居民的基本医疗卫生制度，为

---

① 2010 年中国卫生统计年鉴［EB/OL］. http：//www.moh.gov.cn/publicfiles/business/html-files/zwgkzt/ptjnj/year2010/index2010.html.

群众提供安全、有效、方便、价廉的医疗卫生服务改革总体目标，提出到2011 年，基本医疗保障制度全面覆盖城乡居民，城乡基层医疗卫生服务体系进一步健全，明显提高基本医疗卫生服务可及性，有效减轻居民就医费用负担，切实缓解"看病难、看病贵"问题①。此外，还提出 2009～2011年重点抓好五项改革：一是加快推进基本医疗保障制度建设，二是初步建立国家基本药物制度，三是健全基层医疗卫生服务体系，四是促进基本公共卫生服务逐步均等化，五是推进公立医院改革试点②。

随着新医改政策的实施和医疗保障体系（城镇职工、城镇居民基本医疗保险）的完善，人民群众对疾病诊治的需求将会急剧增加。同时，东方文化与哲学将群体利益高于个体，重视生命延续强于生命质量，崇拜超自然的神奇力量，民众中孕藏的疾病诊治需求，随着经济与医疗条件的改善将得到巨大释放，2007 年，中国大陆年人均住院次数和门急诊次数仅为0.04 次和 4.0 次，而亚洲的日本和中国台湾地区的住院次数为 0.55 次与0.12 次，门急诊次数为 15.8 次与 15.4 次（石应康，2008）。此外，加上中国已进入老龄化社会、城镇化进程的加速和疾病流行病学模式的改变等，对医疗服务需求将显著增加。

总而言之，随着经济快速发展和人民生活水平提高，医疗改革的持续深入，对高品质生活的追求，医疗服务需求将显著增加，面对需求的急剧增长，医疗卫生服务体系将面临严峻的挑战和机遇。

（四）国内区域医疗信息化建设探索

面对卫生领域面临的主要挑战和未来医疗卫生服务需求的变化、如何破解"看病难、看病贵"问题。近年，国内一些大医院和一些有实力的机构开始探索区域医疗信息化，拟通过信息共享来改善医疗资源配置不均、

---

① 关于深化医药卫生体制改革的意见 ［EB/OL］. http：//www. gov. cn/jrzg/2009 - 04/06/content_ 1278721. htm.

② 关于印发医药卫生体制改革近期重点实施方案（2009～2011 年）的通知 ［EB/OL］. ht-tp：//www. gov. cn/zwgk/2009 - 04/07/content_ 1279256. htm.

利用失衡的问题。早在 2003 年 3 月 24 日卫生部颁布了《全国卫生信息化发展规划纲要（2003～2010 年）》，明确提出："以围绕国家卫生信息化建设目标选择信息化基础较好的地区，开展以地（市）县（区）范围为单元的区域医疗卫生信息化建设试点和研究工作，建立区域医疗卫生信息化示范区。区域化卫生信息系统包括电子政务、医保互通、社区服务、双向转诊、居民健康档案、远程医疗、网络健康教育与咨询，实现预防保健、医疗服务和卫生管理一体化的信息化应用系统。"① 同年，9 月 12 日卫生部颁布了《国家公共卫生信息系统建设方案（草案）》，提出："综合运用计算机技术、网络技术和通信技术，构建覆盖各级卫生行政部门、疾病预防控制中心、卫生监督中心、各级各类医疗卫生机构的高效、快速、通畅的信息网络系统；建立中央、省、市三级突发公共卫生事件预警和应急指挥系统平台，提高医疗救治、公共卫生管理、科学决策以及突发公共卫生事件的应急指挥能力"② 。此后，区域医疗信息化探索和试点工作开始在全国各地区开展。

2006 年，经卫生部、科技部组织论证，国家"十一五"科技支撑计划"现代服务业共性技术支撑体系与应用示范工程"重大项目"区域协同医疗服务示范工程"课题正式立项。该课题属应用示范类课题，研究目标："以医疗服务机构为主体，以医疗资源和信息共享为目标，集成共性技术及医疗服务关键技术，建立区域协同医疗公共服务平台，使有限的医疗卫生资源利用最大化"③ 。研究内容包括：①研究建立新型数字医疗服务模式及业务流程标准，研究建立完整的现代医疗供应链体系；②研究建立区域协同医疗共享平台，实现区域内三级医疗机构的医疗资源统一调度、配送和服务共享，建立区域协同医疗共享服务监督及评价系统；③提供社

---

① 《全国卫生信息化发展规划纲要（2003～2010 年）》的通知［EB/OL］. http：//www. moh. gov. cn/publicfiles/business/htmlfiles/wsb/pzcjd/200804/23876. htm.
② 国家公共卫生信息系统建设方案（草案）［EB/OL］. http：//www. moh. gov. cn/publicfiles/business/htmlfiles/wsb/pzcjd/200804/23617. htm.
③ 科技部.　"十一五"国家科技支撑计划重大项目——现代服务业共性技术支撑体系与应用示范工程课题申报指南［G］. 2006.

区、中、高级医院双向转诊，远程医学影像会诊，病人网上预约、手机挂号、网上医疗咨询、远程查询病历及检验检查结果、网上用药咨询和病人随访等服务[1]。经过申请答辩，解放军总医院、成都电子科技大学、华西医院、同仁医院4家单位分别以课题负责单位身份获得课题，各自独立开展课题研究和示范区建设。

三、问题的提出

2003年卫生部颁布《全国卫生信息化发展规划纲要（2003～2010年）》以后，在政府部门的主导下，全国各地（区）在区域医疗信息化建设方面进行了积极的探索，积累了一些经验，特别是2006年科技部、卫生部正式立项"区域协同医疗服务示范工程"以来，4家课题承担单位各自独立开展课题研究和示范区建设。通过区域医疗信息平台建设和应用，在共享信息与共享资源、建立数字医疗协同服务模式、开展远程医疗服务、预约挂号、双向转接诊、医疗咨询与指导等协作服务、提高优质医疗资源服务范围等方面进行了大量的探索（刘梅，2007）。通过运作，区域医疗信息化建设在广度和深度方面有了长足的发展。然而，受地区经济发展、医疗卫生资源配置和利用、医疗信息化应用水平和认识等条件制约，区域医疗信息化建设过程中也暴露出一些问题，如运营管理、应用绩效、持续发展、业务支持、技术架构等，特别是区域医疗信息化建设究竟以何种模式来推进？影响区域医疗信息化建设和推广的影响因素有哪些？等等。此外，随着新医改方案和卫生部卫生信息化建设"十二五"规划的颁

---

[1] 科技部．"十一五"国家科技支撑计划重大项目——现代服务业共性技术支撑体系与应用示范工程课题申报指南［G］．2006.

布实施，如何构建和推进区域医疗信息化建设，成为摆在政府部门、医疗机构和 IT 供应商面前亟待思考的问题。

当前，我国区域医疗信息化以政府主导投入发起为主，由于各种原因，项目追求短期效应，前期缺乏详尽的调研和分析，对区域医疗信息化建设在技术应用架构、数据架构、基础架构、功能模式和需求实现模式等缺乏深刻的理解，造成启动容易，完成难①。区域医疗信息化建设不是一个一次性项目，需要持续大量的人力、物力和资金投入，仅仅依靠政府有限财政投入难以为继。这就要求我们摒弃急功近利的思想，对我国现有医疗机构的信息化应用水平进行研究，分析区域医疗信息化参与者的驱动因素、动机和利益诉求，明确项目成本和效益，制定一个符合区域实际情况具有自我运营、自我生存能力、运营可持续发展的区域医疗信息化建设和运营模式。

尤其是我国广大西部地区，自然条件恶劣，经济基础差，医疗卫生事业经费投入严重不足，优质医疗技术资源欠缺，服务能力不足，医疗卫生机构信息化基础薄弱（包括网络资源），基层医疗卫生机构大部分仍以手工作业为主。面对此种现状，如何构建和推进区域医疗信息化建设？以何种模式来构建和推广区域医疗信息化？具有重要的现实意义，任重而道远。

四、研究目的和意义

（一）研究目的

在国家卫生信息政策的引导下，全国很多地区都在大力推进区域医疗

---

① 中国医院协会信息管理专业委员会（CHIMA）、埃森哲咨询公司. 中国医院信息化发展报研究告（白皮书）［R］. 2008.

信息化建设，作为现阶段我国医疗信息化的一个有益尝试，对区域医疗信息化投入了大量的人力、物力进行研究开发和实施。区域医疗信息化在提高医疗机构信息化应用水平，提升医疗机构管理水平、优化业务流程、改善对病人服务等方面起到了积极作用（刘杰，2009），同时，区域医疗信息化又是一个需要持续大量投入、技术复杂、长期循序渐进不断建设的综合性系统工程①。因此，能否及时对国内外区域医疗信息化建设的过去、现在和将来进行科学的总结和评估，客观地分析区域医疗信息化建设的现状和得失，发现存在的问题，及时调整区域医疗信息化建设和推广的方案，对于区域医疗信息化建设成败有着重要的意义。

自20世纪90年代开始，国内医疗卫生机构先后开展了信息化建设，经过30多年的发展，取得了巨大的成就，但一些深层次的问题仍未解决。长期以来我国医疗卫生机构信息化建设都处在医疗卫生机构独立建设、封闭应用的怪圈里，缺乏整体规划，低水平重复建设，无序开发导致大量的资金浪费，制造了大量的"信息孤岛"（湘海泉，2007）。随着新医改方案和卫生部卫生信息化建设"十二五"规划的颁布实施，区域医疗信息化建设作为卫生信息化建设的重要组成部分，国家对其的投入力度迅猛增长。因此，面对我国即将到来的新一轮区域医疗信息化建设高速发展时期，要想区域医疗信息化建设和推广取得成功，就必须深入研究我国医疗卫生服务体系的现状、医疗资源配置和利用现状、地区经济发展和医疗机构信息化建设现状，找到影响区域医疗信息化建设的关键因素，找到与区域经济、政治、文化、医疗需求相适宜的区域医疗信息化建设和推广模式，找到区域医疗信息化可持续发展的自我运营模式，是我国区域医疗信息化建设成败的关键，尤其是对我国经济基础和信息化应用水平都较低的西部地区，区域医疗信息化建设具有重要的指导价值和现实意义。

国内外区域医疗信息化建设的迅速发展，不仅对区域医疗机构的信息

---

① 中国医院协会信息管理专业委员会（CHIMA）、埃森哲咨询公司．中国医院信息化发展报研究告（白皮书）［R］．2008.

化应用和发展产生了深远的影响，而且对于区域医疗信息化建设的理论基础研究提出了要求，特别是对于区域医疗信息化构建和运营模式的理论研究显得尤为重要。本书将综合运用文献研究方法，提出西部地区区域医疗信息化建设的理论基础。

本书在系统研究国内外区域医疗（卫生）信息化建设现状、西部地区医疗卫生服务现状、医疗资源配置和利用现状、信息化建设和运用现状基础上，以四川省为例（四川省作为西部省份，其政治、经济、文化和医疗卫生体系、医疗机构信息化水平等在西部地区具有典型的代表性），采用定量、定性分析及实证研究等方法，深入调研分析四川省医疗机构信息化应用现状、区域医疗信息化建设和推广的关键驱动因素，分析影响四川省医疗机构区域医疗信息化建设模式选择的影响因素，据此以西部地区区域医疗信息化建设理论基础为指导，设计适宜西部地区的区域医疗信息化建设和运营的整体方案。力求通过研究，为西部地区及与西部情况相似的全国其他地区区域医疗信息化建设提供可资借鉴的发展方向与思路。

（二）研究意义

首先，区域医疗信息化建设并非易事，即使是在欧美等发达国家，也属前沿的应用和探索。我国区域医疗信息化实践也是近年才开始的，尚处于摸索阶段。我国已有一些示范项目在建或运行，但系统总结和评估该项目尚没有文献记载。本书是首个系统研究和评价该项目的，本书的研究成果和结论将有助于促进和完善我国区域医疗信息化建设的发展。

其次，以四川省为例，通过深入调研分析四川省医疗机构信息化应用现状、区域医疗信息化建设和推广应用的关键驱动因素和阻碍因素，分析影响四川省医疗机构区域医疗信息化建设模式选择的影响因素，创新的提出适宜西部地区区域医疗信息化建设模式，为全国其他地区区域医疗信息化建设发展提供借鉴。

再次，综合运用文献研究方法，提出了西部地区区域医疗信息化建设和运营模式设计的理论基础。

最后，以课题研究成果为指导构建的成都市金堂县"区域协同医疗服务信息平台"为实证研究对象，从医疗服务利用、医务人员服务能力、成本—收益、满意度等角度出发分析了项目运行效果。通过示范区项目运行效果评估，可以更加清楚地了解示范实施的情况和效果，为国内其他区域医疗信息化建设项目评价提供可借鉴的经验。

五、研究内容和结构安排

（一）研究内容

本书主要研究内容包括：

国内外区域医疗信息化发展的现状及趋势。区域医疗信息化在国内外都有所发展，尽管各个国家的国情及医疗卫生体制各异，构建模式和发展水平参差不齐，但仍可从中找到区域医疗信息化发展的共同点及未来发展的趋势。

系统评价我国西部地区医疗卫生服务和信息化建设现状，找到西部地区医疗服务发展的制约因素及不足，以及当前国内区域医疗信息化发展政策趋势。

运用定量和定性研究方法，以四川省为例，找到区域医疗信息化建设和推广应用的关键驱动因素和障碍因素，分析影响四川省医疗机构区域医疗信息化建设模式选择的影响因素，结合国内外区域医疗信息化发展的现状及趋势，据此设计适宜西部地区的区域医疗信息化建设和运营的整体方案与模式。

综合运用文献研究方法，系统阐述西部地区区域医疗信息化建设和运营模式设计的理论基础，为西部地区区域医疗信息化建设提供理论依据。

成都市金堂县"统筹城乡医疗卫生事业发展示范县——区域协同医疗

服务示范项目"实施效果评估。主要包括：①成都市金堂县各级医疗卫生机构基本情况，包括机构的性质、人员、投入、相关政策的实施、财务收支以及服务提供等情况；②区域医疗信息平台建设、运维情况；③区域医疗信息平台构建成本效益分析；④区域医疗信息平台使用者满意度分析，对区域医疗信息平台的使用者进行满意度调查问卷，从有用性、易用性、使用意愿和支持临床科研服务等方面进行满意度评价，从各个层面比较满意度之间的差异，采用因素分析方法探究其影响因素，提出提高满意度的相关建议。

（二）结构安排

本书主要由以下几部分组成：

第一章　绪论。主要阐述选题的背景，提出研究问题、研究目的、意义和研究内容。

第二章　国内外区域医疗信息化建设现状及发展趋势。对国内外区域医疗信息化建设进行了系统的梳理，从构建模式、运营模式等方面进行了类比分析，循证比较了各自的优缺点。

第三章　西部地区医疗卫生服务及医疗机构信息化建设现状。研究我国西部地区医疗卫生服务和信息化发展的现状，以及国内区域医疗卫生信息化发展政策趋势。

第四章　西部地区区域医疗信息化建设模式选择影响因素分析——以四川省为例。以四川省为调查对象，采用专家咨询法构建的调查问卷对调查对象进行调查，采用因素分析方法探究西部地区区域医疗信息化建设模式选择影响因素。

第五章　西部地区区域医疗信息化建设理论基础和模式设计。阐述西部地区区域医疗信息化建设理论基础，结合前文描述，设计适宜西部地区的区域医疗信息化建设和运营的整体方案，并进行实施的可行性分析。

第六章　基于共享医疗信息平台的区域医疗信息化建设实践研究。以四川大学华西医院与成都市金堂县"统筹城乡医疗卫生事业发展示范县——区域协同医疗服务示范项目"为研究对象，对项目实施情况进行系统评价，验证上文构建的西部地区区域医疗信息化建设模式的可行性和有效性。

第七章 总结与展望。回顾全文，提出区域医疗信息化建设政策建议以及今后的研究方向。

六、技术路线

本书技术路线如图 1-1 所示。

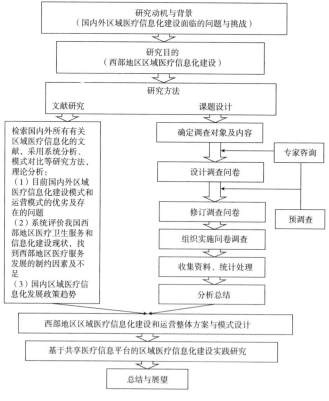

图 1-1 技术路线

第二章

国内外区域医疗信息化
建设现状及发展趋势

一、区域医疗信息化的概念及内涵

（一）区域医疗信息化的概念

在医院信息化建设基础上，英国、加拿大、澳大利亚、美国、日本、新加坡以及我国的台湾、香港等国家和地区先后开展了国家及地方级的区域医疗信息网络建设，国内一些大医院和有实力的机构也开展了区域医疗信息化的研究和探索。通过区域医疗信息化建设来实现医疗卫生机构间电子医疗数据共享，从而提升医疗服务质量和效率、提高医疗服务的可及性、降低医疗成本和医疗风险，这被公认是未来医疗行业的发展方向[①]。学者对于区域医疗信息化还有许多不同的理解，有的认为是指整个区域医疗卫生行业的信息化建设，也有的理解为仅是区域内医疗机构间以患者的

---

① Top 10 Predictions for the Health Industry［A］. IDC, Health Industry Insights, 2006.

诊疗信息共享、互换为主的信息化建设，这两种理解都有不足之处（傅征、梁铭会，2009）。有文献研究发现，国外经常出现的一些关于区域医疗信息的概念和名词，如 RHIOs（Regional Health Information Organizations）、HIE（Health Information Exchange）、NHIN（The National Healthcare Information Network）、NHII（The National Health Information Infrastructure）等与我国提出的区域医疗信息化建设内涵相似，有异曲同工之妙（傅征、梁铭会，2009）。到目前为止，学术界对区域医疗信息化尚无全球公认的定义。美国卫生信息管理系统协会（HIMSS）对区域医疗信息网络的定义是：为了改进和提高医疗卫生服务，使在医疗卫生的决策者之间，包括客户和病人都能够共享医疗卫生信息，从而改进和提高医疗卫生服务，美国国家卫生信息网规范了一整套的技术、标准、法律、政策、项目与实施（刘杰，2009）。国内学者高燕婕对区域协同医疗服务的定义是，在一定区域范围内，利用信息系统以及对现代服务业的研究，使各种医疗资源、医疗机构互相协作、资源共享，实现医疗资源利用的最大化（刘梅，2007）。具体来说，就是实现区域内不同级别医疗机构的互动，资源和信息共享，实现大小医院间的双向转接诊。陈敏、曾宇平等（2009）对区域协同医疗服务的定义是，在一定区域范围内，利用信息系统以及对现代服务业的研究，使各种医疗资源、医疗机构互相协作、资源共享，实现医疗资源利用的最大化。中国医院协会信息管理专业委员会与埃森哲对区域卫生信息化的描述是在一定区域范围内，为医疗服务提供者、卫生管理机构、患者、医疗支付方以及医药产品供应商等机构提供以数字化形式收集、传递、存储、处理卫生行业数据的业务和技术平台，以支持医疗服务、公共卫生以及卫生行政管理的工作过程[①]。这一观点较为完整地表达和阐述了区域卫生（医疗）信息化的特征，被大多数学者所接受和认可。

（二）区域医疗信息化建设目标

2003 年卫生部颁布了《全国卫生信息化发展规划纲要（2003～2010

---

① Top 10 Predictions for the Health Industry ［A］. IDC, Health Industry Insights, 2006.

年)》，提出区域卫生信息化的工作目标是，"以围绕国家卫生信息化建设目标选择信息化基础较好的地区，开展以地（市）县（区）范围为单元的区域医疗卫生信息化建设试点和研究工作，建立区域医疗卫生信息化示范区。区域化卫生信息系统包括电子政务、医保互通、社区服务、双向转诊、居民健康档案、远程医疗、网络健康教育与咨询，实现预防保健、医疗服务和卫生管理一体化的信息化应用系统"①。

2006 年科技部、卫生部"十一五"科技支撑计划重大项目现代服务业共性技术支撑体系与应用示范工程课题申报指南。明确提出"区域协同医疗服务示范工程"建设目标："以医疗服务机构为主体，以医疗资源和信息共享为目标，集成共性技术及医疗服务关键技术，建立区域协同医疗公共服务平台，使有限的医疗卫生资源利用最大化。"②

（三）区域医疗信息化基本特征

1. 区域性

从区域医疗信息化定义可以看出，区域医疗信息化是指覆盖一定区域的信息化建设。对于区域的理解，按划分标准的不同，可分为各种类型。例如，以性质划分可分为自然区域、社会/文化区域；以划分方式可分为区化区域、类型区域；按内部分布状况可分为同一区域、结节区域；按内在聚合和结构划分可分为单相区、多相区、总和区等③。通常，对于区域医疗信息化中的区域主要指我国行政区划中的地区（地级市或省级城市及直辖市的区），可以是区、县、省（市区），甚至是全国，也可以是不同地域上的机构构成的特定区域（傅征、梁铭会，2009）。

---

① 《全国卫生信息化发展规划纲要（2003～2010 年）》的通知［EB/OL］. http：//www. moh. gov. cn/publicfiles/business/htmlfiles/wsb/pzcjd/200804/23876. htm.

② 科技部．"十一五"国家科技支撑计划重大项目——现代服务业共性技术支撑体系与应用示范工程课题申报指南［C］. 2006.

③ 区域的概念、构成和特点［EB/OL］. http：//www. shoulai. cn/BBS_Topic/Topic_1838. html.

2. 业务综合

区域医疗信息化在医疗机构信息化建设的基础上，建立区域协同医疗共享平台，支持双向转接诊，远程会诊和医学影像会诊，网上预约挂号、远程查询病历及检验检查结果、网上用药咨询和病人随访等综合服务业务；提供基于系统疾病的教学病例数据库、知识库、字典库等实现在线医务人员知识和技能培训以及医院管理共享。

3. 互联互通、信息共享

基于信息系统的互联互通或基于云计算模式统一前台应用的信息系统，实现区域内所有医疗卫生机构的医疗信息互联互通和共享，实现区域内医疗资源统一调度、配送和服务共享。

4. 政府支持和政策引导

区域医疗信息化建设涉及区域内医疗卫生资源的重新配置和规划，涉及医疗卫生机构间的资源整合，涉及众多利益相关方的利益，需要建立和完善与新型医疗服务模式及业务相匹配的卫生政策、法律法规和医疗保障制度，需要发挥政府支持和政策引导作用。

二、国外区域医疗信息化建设现状及发展趋势

自 20 世纪 90 年代开始，国外一些发达国家开始建设基于电子健康记录的医疗信息交换为具体任务的区域医疗卫生信息化，旨在建立一个推动电子医疗数据共享的区域性网络，以此提升整体医疗服务质量、减少医疗费用开支（傅征、梁铭会，2009）。

（一）美国区域医疗信息化发展

1. 美国区域医疗信息化发展背景

美国早在 20 世纪 60 年代便开始了 HIS 的研究，在 70 年代进入了快速

发展时期。1985 年美国全国医院数据处理工作调查表明，100 张床位以上的医院，80%实现了计算机财务收费管理，70%的医院可支持病人挂号登记和行政事务管理，25%的医院已经有了较为完整的 HIS，10%的医院有全面计算机管理的 HIS（陈春涛，2008）。随着医疗机构 IT 技术的发展，1997 年马萨诸塞州首先讨论并在医疗机构间创建了一个 NETWORK，利用这个网络对索赔、治疗安排、利益交易等信息进行交互，并命名为英格兰医疗保健电子数据交换网络（NEHEN）（Halamka et al.，2005）。自此，美国在 20 世纪 80 年代末开始了以社区卫生信息网络（Community Health Information Network，CHIN）、地方卫生信息网络（Local Health Information Infrastructure，LHII）等为主的区域级卫生信息共享领域的探索。但限于网络和信息技术不成熟，基层医疗机构信息化应用程度低、缺乏有效的商业模式调动医疗机构参与，以及财务上无法支持长期运营等原因，大部分项目于 20 世纪 90 年代失败，少数生存下来的也由原来临床信息共享改为处理医疗费用单据结算（Clearing House）电子传输平台[①]。

美国医疗费用呈逐年大幅攀升之势，医疗支出占 GDP 的 16%，2017年更是高达 19.5%[②]，这给美国政府造成了沉重的财政负担。2000 年美国医学研究所（Institute of Medicine，IOM）发表的报告显示，全美每年有4.4 万到 9.8 万人死于可以预防的医疗事故（Linda et al.，2000）。对医疗系统改革势在必行，"医疗信息技术（Health Information Technology，HIT）特别是以病人为中心的临床信息系统被认为是实现医疗系统改革的重要手段和步骤"（许怀湘，2008）。美国卫生与公众服务部所属国家生命和委员会统计会（NCVHS）提出构建 NHII（全国性医疗卫生信息基础架构）。美国前任总统布什于 2004 年提出，要在 2014 年建立国家卫生信息网络（National Health Information Network，NHIN），建立跨区域和医院系统的医疗卫生信息网络，建立居民电子病历，实现信息的共享，提高医疗系统整

---

① Can RHIOs Succeed Where CHINs Failed？［A］. IDC，Health Industry Insights，2006.

② Centers for Medicare and Medicaid Services. National Health Expenditure Data：NHE Fact Sheet［R］. 2008.

体效率，提高治疗的安全性和降低医疗费用。作为建立 NHIN 的基本单元，美国国家卫生信息技术协调官提出了建立区域卫生信息组织（Regional Health Information Organizations，RHIO）的概念（许怀湘，2008）。自此，美国进入了区域卫生信息化建设的新一轮高潮。从 2004 年概念的提出到 2007 年的调查显示，美国全国共建立 150 多个州、区域或地方性的 RHIO[1]，有 20 多个 RHIO 初具规模并在某种程度上实现临床数据共享[2]。从 RHIO 概念提出至今，RHIO 还在不断建设、完善、摸索过程中。

2. 美国区域医疗信息化建设现状及未来趋势

20 世纪 80 年代中期，美国国立医学图书馆资助的"一体化科学信息管理系统"（IAIMS）研究项目，在乔治·华盛顿大学医学院、犹他大学医学中心等单位成功实施，该系统是包括 HIS、PACS、人工智能和图书情报检索在内的大规模一体化区域医疗信息系统，它实现了跨医疗机构使用。建立了统一的数据库和公用的医学情报检索系统，实现了与国内外数据库和情报检索网络系统联机，实现了临床医疗、教学和科研数据的各医院共同采集，实现了医学信息资源共享、医学图像远程传输和远程会诊[3]。

美国退伍军人医疗系统是当前美国最大的、最有活力的整合性公立医疗系统。覆盖了 176 所医院和 588 家诊所，为 910 万现役军人、退休人员和家属提供医疗服务[4]，是全世界最有效的公立医院体系，也是区域医疗信息化建设的行业领导者，其构建的 VistA 软件成为行业的标杆。美国退伍军人医疗管理信息化建设始于 1985 年，起初为各自独立分散的自动化计算机信息系统。1995 年，退伍军人医疗事务部开始改革重构退伍军人医疗系统，对原有信息系统进行了改造、升级，实现了部分信息的互联互

① AHRQ. National Resource Center for Health Information Technology ［EB/OL］. http：//healthit. ahrq. gov/portaL/server. pt？ open = 512&objID = 650&PagelD = O&parentname = ObjMgr&parentid = 106&mode = 2&dummy = t .

② CalRHIO ［EB/OL］. http：//www. calrhio. ors/.

③ 由于信息系统的发展趋势——电子病历（3）［EB/OL］. http：//solution. hc3i. cn/art/ 201009/6799_ 2. htm.

④ United States Department of Veterans Affairs ［EB/OL］. http：//solution. hc3i. cn/art/201009/ 6799_ 2. htm.

通，并于 1997 年开始使用电子病历系统（EMR）。2001 开始建立门诊和住院病人的集成信息系统——"退伍军人医疗信息系统和技术架构"（Veterans Health Information Systems and Technology Architecture，VistA）[①]，建立了一个为患者、医务人员和管理者提供支持的共享性信息系统。以此信息系统为支撑，将原有的 173 家退伍军人医院合并至 22 个地区整合服务网络（VISN），组建医疗集团，其内部共享人力及设备资源（桑占华，2006）。通过区域整合，鼓励医院之间建立纵向、横向以及医院和社区之间的网络，提高优质医疗资源的利用效率，实现双向转接诊，为病人提供全程健康管理和医疗护理服务。

2004 年 4 月 27 日美国前总统布什签署总统执行命令，明确要求在未来 10 年为大多数美国人建立电子健康记录。并推荐退伍军人 VistA 系统作为全国应用 HER 的范例，以 VistA 系统为基础设计的 VistA—Office HER（电子病历系统）于 2005 年 7 月正式发布第一版（桑占华，2006）。

美国前任总统奥巴马在通过的《美国经济复苏与再投资法案》（AR-RA）中，提出了一个重要内容"经济与临床的医疗信息技术法案"（Health Information Technology for Economic and Clinical Health Act，HITECH 法案）（刘晓、俞志元，2010），详细规定了 ONCHIT（国家医疗信息技术协调官办公室，ONC）的任务。明确要求 2014 年前要完成使美国公民都能有的电子健康记录，并安排了多达 190 亿美元的拨款来实施电子健康记录和其他医疗信息技术（傅征、梁钻会，2009），鼓励医院、医生诊所和其他医疗机构实施电子健康档案。此外，还指定了在给美国卫生部的款项中单立 20 亿美元专款给予 ONC 用以推广医疗信息技术在美国的应用和资助州一级地区开展区域医疗应用项目（傅征、梁钻会，2009）。HITECH 法案的实施极大地推动了美国医疗信息技术行业的发展，国家及区域级区域医疗信息化建设进入了新的发展阶段。

[①]　United States Department of Veterans Affairs［EB/OL］. http：//solution. hc3i. cn/art/201009/6799_ 2. htm.

3. 美国区域医疗信息化建设模式回顾分析

调查显示，到 2008 年美国已有 207 个左右的 RHIOs（Adler – Milstein et al.，2009）。RHIOs 得到了较快的发展，在组织形式、系统数据库建设、商业运营模式等方面呈现出几种典型发展模式。

（1）RHIOs 的类型。[①]

1）州区域卫生信息组织（State RHIOs）。在整个州设计、建立一个数据交换网络，对患者的信息进行索引和交互。如 California e – Health Collaborative（CAeHC）为加利福尼亚州设计了一个基于州的 HIE 交换实体（CalRHIO）。

2）地区区域卫生信息组织（Local RHIOs）。创造在一个区域内进行卫生信息交换的技术和服务，主要特征是为各个分开的机构创造一个非营利的支持组织。如 Northwest 在利用 MediTech Health Information System 把近 30 个医院连起来，为该地区提供临床服务。

3）农村区域卫生信息组织（Rural RHIOs）。在农村地区进行了少量的 RHIO 建设实践，主要特征是采用相同的技术建立一个农村地区信息技术中心，通过该中心进行信息共享。如西部堪萨斯州在 Hays 建立 RHIO，有 25 个医疗机构共享相同的技术。

（2）数据库构建模式（Blair，2006；Protti，2009）。

1）联邦式模式（Federated Mode）。采用分散的方式，由各个独立的机构自己维护和存储数据（建立自己的数据库），数据交换采用点对点的方式，通过特殊的输入和输出数据格式协议，特许授权进入（授予权限进入系统获取数据）或按照正式的商业合同规定交换数据。

2）集中或合作模式（Centralized Mode）。采用集中建设数据库的方式，建立一个集中的数据存储（CDR）中心，各个机构把要交换的数据实时地传输到数据存储中心，由数据中心分类存储，各机构直接提交申请，

---

① Regional Health Information Organization ［EB/OL］. http：//en. wikipedia. org/wiki/Regional_ Health_ Information_ Organization.

从数据存储中心调阅、共享数据。例如，印第安纳州 Indiana HIE，医疗机构把患者的所有信息传递给位于 INPC 中心服务器不同的电子病历数据库，INPC 中心计算机系统对信息进行标准化、编码，将不同系统的病历连接起来，传输给所需单位（许怀湘，2008）。

3）杂合模式（Hybrid Mode）。联邦模式和合作模式的混合模式，各个医疗机构存储并维护自己的数据，另外建立一个集中的数据存储（常用数据的存储，如检查结果数据）和数据索引中心（CDR），数据分享、调阅即可以从 CDR 中获取，也可采用点对点的方式从其他机构系统中获取。

（3）商业运营模式（Laudon & Traver，2004；Maffei et al.，2009）。

1）会员会费／订购付款。该信息系统设计一些服务内容和项目提供给用户，用户交纳会员费/订购费加入这个系统，获取、享受相关服务内容和项目，费用的改变基于不同用户所需服务的内容和项目的使用程度而异。

2）信息交易费。用户根据在线购买或交易使用流量付费，如印第安纳州 Indiana HIE，使用该系统的医院和检验中心根据使用流量付费，医师诊所免费享受数据递送接受业务（许怀湘，2008）。

3）销售收益（出售商品、信息或服务给用户）。通过出售商品、信息或服务给客户获取收益。

4）临床业务咨询/指导附属收益。通过临床业务咨询、指导收取咨询费或参与运营管理，按比例获取收益。

5）广告收益。网站为广告商产品提供产品内容、服务或为广告商提供了一个论坛，收益来自广告费用。

4. 美国区域医疗信息化面临的困境

从概念提出到实践摸索，美国 RHIO 得到了迅速发展，到 2007 年全美已建立了约 150 个州、区域或地方的 RHIOs[①]，其中有 20 多个 RHIO 初具

---

① AHRQ. National Resource Center for Health Information Technology ［EB/OL］. http：//healthit. ahrq. gov/portaL/server. pt? open = 512&objID = 650&PageID = O&parentname ＝ ObjMgr & parentid = 106&mode = 2&dummy = t .

规模并在某种程度上实现了临床数据共享，如佛罗里达州的 Florida HIN、印第安纳州的 Indiana HIE、加利福尼亚州的 Cal – RHIO 等都是比较成功的范例①。但也遭遇了资金、技术、商业运营模式、病人隐私信息处理、医疗机构缺乏沟通与协调、技术架构及基础设施等问题（Adler – Milstein et al.，2009）。

（1）资金缺乏。HIT Transition Group 在 2006 年和 2007 年对 RHIOs 的经营情况调研显示：大多数（80% ~ 90%）RHIOs 仍依赖于政府基金资助（Joy et al.，2008）。同时通过对 100 多个 RHIOs 的问卷和现场采访，对其起始、过渡和运营三个阶段的经营收入调研显示。起始阶段，基金和其他捐赠收入（包括办公用地和人工等非现金捐赠）是主要的收入来源，捐赠收入占到 RHIO 总收入的 84%（许怀湘，2008）。在过渡阶段，RHIO 开始扩大对基础服务项目的投入，能带来少量的经营收入，但不能改变 RHIO 的收入结构，RHIO 的运营仍然主要依靠捐赠收入。在运营阶段，RHIO 开始为组织成员提供实时数据交换与业务处理，通过提供在线服务等取得了一些实质性的经营收入（会员费和信息流量交易费只占不到 RHIO 收入的40%），但 60% 的费用仍需要政府基金的扶持。2007 年哈佛大学的一个专项小组对美国 RHIOs 的发展状况的调查显示：在调查的 145 个 RHIO 中，1/4 处于停滞阶段，54% 的 RHIO 尚处于规划阶段，只有 20 个左右建立了中等规模的临床数据交换业务，实现了 HIE（其中只有 15 个能够真正在一定区域范围内交换数据）（Adler – Milstein et al.，2009）。在这 20 个RHIO 中 9 个只依靠国家财政资助，13 个 RHIO 表示会收取信息流量业务费用来保证整个组织的运转和开销，还有 8 个 RHIO 一直依赖社会上的捐赠维持运转（吕婷、姜友好，2009）。有人认为 RHIO 的资金状况会越来越好，但事实情况并不是那样②。有报告显示：建立一个 RHIO 需要大量的资金投入，最好的方法是参与者共同出资来完成 HIE 的建立（Adler –

①　CalRHIO［EB/OL］. http：//www. calrhio. ors/.
②　Committee on the Future of Rural Health Care. Quality Through Collaboration：The Future of Rural Health Care［M］. The National Academies Press，2005.

Milstein et al. , 2009）。

（2）缺乏有效的经营模式。美国的 RHIO 建立和运转面临各种挑战，包括互操作和文化的改变等，最大的挑战是，缺乏有效的经营模式去支撑 RHIO 的金融可持续发展（Kloss, 2007）。政府和州初始投入的基金和捐赠终将有用完的时候，一个成功的 HIE 必须从一开始就有一个清晰的金融可持续发展计划（Marchibroda, 2007）。美国 RHIOs 的经营模式主要有会员会费／订购付款、信息交易费、销售收益（出售商品、信息或服务给用户）、临床业务咨询/指导附属收益和广告收益五种[1]。尽管 RHIOs 有的采用了上述模式并看上去已经获得了一些小的收益，但也有失败的，对于这些模式的有效性还有待检验。最成功的例子是犹他州卫生信息网络，它采用订购付款和信息交易费联合的方式，这些费用用来支付 HIE 的管理数据交换的运行成本。建立金融可持续发展是一个长期和艰巨的目标，但尚没有一个 RHIO 建立了长期的金融可持续发展或运营模式（Maffei et al. , 2009）。Maffei 等（2009）认为，RHIOs 未来的发展处于不断地变化、学习过程中，最成功和高效的金融可持续发展模式必须根据 RHIOs 的具体环境定制。

（3）医疗机构缺乏沟通与协调。担心失去对医疗数据的控制权是阻碍医院（个体开业医生）参与 RHIOs 的主要原因之一（许怀湘，2008）。美国的医疗卫生体系是由家庭医生和各种形式的医院（以私立为主）二级组成，参加医疗保险的每个人都有权选择自己的家庭医生，一旦生病，除急诊外，必须先看家庭医生，家庭医生从为病人提供的初级治疗中获取收入。家庭医生关注着病人的生老病死，为病人建立了完整的诊疗档案，无论是住院治疗还是急诊，家庭医师会经常去看望自己的病人，有些家庭医生还与病人家庭建立了特殊的友情。家庭医生这样做，往往是为了留住更多的病人，他们为了各自的利益相互竞争且彼此不信任，并不愿意与其他

---

[1]　Agency for Healthcare Research and Quality. Evolution of State Health Information Exchange：A Study of Vision Strategy and Progress ［M］. Rockville, MD：Agency for Healthcare Research and Quality, 2006.

人分享病人的电子病历。一位私人诊所的医生曾说："我每年花几百万建立和运行自己的电子病历系统可不是为了与我的竞争对手来分享的"（Walker et al. , 2005）。医院为了争夺患者，甚至用为医生诊所提供远程医院门户网站登录的方式来加强凝聚力，使其成为自己的合同诊所（Joy et al. , 2005）。

（4）HIT 技术采用不足。医生诊所、医院安装应用电子病历（Electic Medical Record，EMR）和医嘱录入系统（Computerized Physician Order Entry，CPOE）等 HIT 的速度限制了 RHIO 的发展。在欧美等国家安装、使用、维护（人力费用）信息系统的成本非常高昂，有调查显示：一个医疗保健信息系统的子模块的论证费用需 25 万美元左右，美国芝加哥大学为完成 Epic System 5 年花费大约 7000 万美元（Gregesen，2008）。RHIOs 尚处于刚起步阶段，收益不明显，高昂的投入费用和未知的收益限制了医疗卫生机构/医生诊所采用 HIT 的积极性。加入 RHIOs 的机构越少，RHIOs 的规模效益越无法体现，而规模效应是 RHIOs 实现其预期价值和自身可持续发展的关键（Joy et al. , 2008）。

（5）病人隐私信息的处理。为了保护病人的隐私安全，美国制定并实施了健康保险携带责任法案（Health Insurance Portability and Account ability Act, HIPAA）①，该法案对患者隐私的保护提出了较规范和严格的要求。为了保护患者的隐私，任何一个 RHIOs 在建立时都必须考虑：谁可以获得病人的信息？何种性质的信息可以被第三方获取？什么样的信息交换目的可被接受？在什么条件下用户可以获得信息？② 等等。既要防止泄露病人的信息或侵犯病人的隐私，又要达到信息共享的目的，是 RHIOs 建设要面对的难题。

（6）技术架构及基础设施的挑战。RHIO 对信息技术的要求非常高，

---

① 美国 HIPAA（健康保险携带和责任法案）条例略览 ［EB/OL］. http：//www. itpub. net/738933. html.

② CalOHI & CalRHIO California Team. Privacy and Security Solutions for Interoperable Health Information Exchange ［EB/OL］. http：//www. cabhio. ore/erweb－files/docs－privacy/FAASB－03302007－Final. Paf .

在技术应用架构、数据架构、基础架构等领域都远远超过了单个医院信息化的复杂程度①，这就对支撑 RHIO 运行的区域卫生信息基础设施（Regional Health Information Infrastructure，RHII）提出了极高的要求。RHII 的构建不仅涉及医学伦理、病人隐私信息的保护、信息安全、电子加密和认证等，需明确整个系统参考架构的定义，以及未来面对公众的稳定接口和网络协议，还要考虑技术架构及基础设施本身构建、维护的运营成本（Katehakis et al.，2000；吕婷、姜友好，2009）。加利福尼亚 Santa Barbara 的 Care Data Exchange（CDR）的失败就印证了一个稳定、可持续发展的 RHII 是 RHIOs 成功的关键。

此外，数据传输标准的不统一、国家法律和政策的改变、缺乏可借鉴的成功经验和模板、担心竞争过于激烈、害怕投资不能得到收益而不愿意合作、投资高、风险大等（Adler–Milstein et al.，2009），都是 RHIOs 建立的障碍。

（二）欧洲国家区域医疗信息化发展

1. 欧洲区域医疗信息化发展历程

欧洲医疗机构信息化始于 20 世纪 70 年代中期和 20 世纪 80 年代，稍晚于美国（杜方冬，2007），但信息化建设程度的广度和深度优于美国，实现了一些区域信息系统，这得益于其健全的全民医疗保障体系和服务体系。如丹麦的 Red System 系统管理着 76 所医院和诊所，法国第八医疗保健中心的 Grenoble Integrated HIS 将 3 所大医院和 3 所医药学院进行一体化管理（陈春涛，2008）。

欧洲政府对医学信息学和医疗信息化非常重视，从单个医疗信息化项目建设，逐渐推广到欧盟整体医疗信息化的互联互通。1988 年，欧盟开始投资"医学中的先进信息学"项目的研究（傅征、梁铭会，2009）。2000

---

① 中国医院协会信息管理专业委员会（CHIMA）、埃森哲咨询公司. 中国医院信息化发展报研究告（白皮书）[R]. 2008.

年，欧盟实施的以建立知识经济为目标的"里斯本战略"中批准了"电子欧洲启动计划"（eEurope Initiative），其行动计划 eEurope 的目标就是构建电子医疗。2003 年，颁布了"2003 部长宣言"（Ministerial Declaration on eHealth），2004 年 4 月通过的"欧洲电子健康行动计划"（Action Plan for a European），都纳入了欧盟第六次框架计划（傅征、梁铭会，2009）。在欧洲信息化 2002 年和 2005 年的行动计划里，医疗卫生信息化已成为欧盟战略优先项目（杜方冬，2007），且在"电子欧洲 2005 行动计划"中明确提出：在 2008 年发行欧洲健康保险卡，建设从本地医院至全欧洲的健康信息网络（傅征、梁铭会，2009）。欧共体启动的 SHINE 信息化工程项目已得到包括英、法、意、德等国家的支持和参与。

2. 欧洲区域医疗信息化发展特征

在欧盟和各国政府的大力推动下，欧洲的区域医疗信息化建设取得了显著的成效。荷兰、丹麦、芬兰等国日常使用电子病历的比例已高达 95% 以上（傅征、梁铭会，2009），并呈现出一些区域特征。

（1）挪威等北欧国家区域卫生信息化建设。以挪威、丹麦为代表的一些北欧国家在医院和初级保健中心病历的电子化、PACS 等方面进行了卓有成效的建设和探索。

1）挪威。2001 年挪威议会通过决议，全国所有公立医院以及经营 30 年以上由地方政府管理的医院从 2002 年 1 月起统一由中央政府接管，中央政府按地理位置归属划分五大卫生事业组织，各医院归属本地区卫生事业组织管理。各地方卫生事业管理组织积极建设本区域内的宽带医疗卫生网络系统（Regional Health Netwoeks），并于 2003 年底实现了五大区域医疗卫生网络的互联互通（桑占华，2006）。

挪威卫生和社会事务部提出"Say@！"IT 发展计划，该计划制定了利用电子手段促进医疗卫生信息交换的具体措施，提出要实现四个方面的目标。①全国卫生网络系统：五大区医疗卫生网互联后作为全国医疗卫生的基础网络，国家通过加强对 National Health Network 在带宽、标准化和网络安全的建设，为医疗卫生部门实施电子数据和信息传输及交流提供可靠保障（桑占华，2006）。②在全国卫生网络系统基础上，卫生部门和社会事务部之间开展了电子政务，运用电子手段采集、存储和处理患者的基本信息，利用电子手段处理相关的账务报销事宜等。③远程医学：利用卫生网络开展远程医学，使患者能得到及时的治疗和看护。④对公众的服务：通过网络平台，公众能够查询和获取相关的卫生服务信息。此外，挪威政府积极推动各个医院使用 PACS 和 RIS 系统，并使之成为病人电子病历的重要组成部分。到 2005 年底，全国 85 家医院基本都已安装和使用了 PACS 和 RIS（桑占华，2006）。

2）丹麦。WEF（世纪经济论坛）于 2010 年 3 月 25 日发布的《2009～2010 年全球信息科技报告》称，丹麦仍是世界上信息与通信技术发展和使用程度最高的经济体，排名全球第三（此前 2007 年、2008 年、2009 年连续三年排名第一）[①]。良好的信息网络基础，为丹麦的医疗卫生信息化建设奠定了坚实的基础。丹麦政府非常重视信息标准建设，基于欧洲标准（CEN）和来自英美的 SNOMED 参考术语，开发国家级的详细电子健康档案模型。丹麦是第一个大量采用电子处方的国家，约 85% 的处方已经电子化（Fu & klein，2006）。丹麦的电子健康档案已经得到广泛的应用，并与电子处方、个性化医疗的决策支持系统、远程医疗与培训和网上咨询服务系统等构成一个整体，实现了医院间、地区间、医生间的健康信息传递。

（2）英国等西欧国家区域卫生信息化建设。

1）英国。英国国民免费医疗保健体系（National Health Service，NHS）从 1945 年为英国公民提供全民免费医疗保障服务以来，经历三个发展阶段：从 1948 年完全纸质化的 NHS 第一阶段，到 2002 年拥有 45 万台电脑的单机或局域联网的 NHS 第二阶段，直至 2007 年国家信息化基础架构建设趋于稳定的 NHS 第三阶段（徐英，2007）。英国政府一直在致力于利用信息技术推动医疗服务现代化改造，解决看病“难”的问题。从 1998 年

---

① WEF 和欧洲工商学院. 2009～2010 年全球信息科技报告［EB/OL］. http://www.techcn. com.cn/index.php? doc-view-142794.html.

以来，英国政府发表了一系列的报告，阐述建立国家卫生信息化战略。卫生服务机构（NHS）成立"NHS连接医疗"（NHS Connecting for Health）专门机构，负责实施源自1998年关于病人信息在诊所、医院之间实时共享的国家协同医疗IT规划，以支持电子病历、网上预约以及用数字图像取代X光片等开发项目。2005年，英国卫生部签署了一份为期10年价值55亿英镑的世界上最大的一笔民用信息技术订单（杜方冬，2007），发展一个基于信息交流和标准化的全国卫生信息网络架构体系，为每一个公民建立终生电子健康记录。项目惠及英国5000万人口、2.8万家医疗机构和100万医务工作者。

NHS体系已斥巨资搭建了N3网络，为电子病历在不同医院转移，动态图像实时传输奠定了网络基础，NHS的许多医疗机构已经实现数字化并且联网。国家卫生信息网建设已经取得了阶段性成果，大大地提高了择医和预约效率，使择医和预约服务每18周内可以平均节约9个工作日，1/5的病人受益于电子处方安全可靠的优点和NHS编码能够保证婴儿出生时的信息分配到正确的地区（徐英，2007）。

2）德国。德国医疗机构HIS建设具有较高的水平，硬件规模和设备档次均较高。采用先进的系统密封技术把各个分系统或子系统集成在一起，采用相同的界面，使用方便。信息软件基本按照政府要求设置，在实施过程中修改很少，标准化程度很高（杜方冬，2007），为医疗机构信息系统的互联互通提供了技术支撑。在电子病历中已经启动电子签名、病人异常情况的即时报警，PACS/RIS/LIS等系统已经得到了广泛的使用（苏小刚等，2001）。

3）荷兰。荷兰在区域医疗方面进行了富有成效的工作，由国家医疗福利与运动部委托国家医疗信息通信技术研究所（NICITZ）建立了一个全国性医疗信息技术基础架构——AORTA，通过集成平台建立卫生医疗信息的交换转接点——LSP（National Switching Point），在全国范围内基本实现了医疗信息交换与共享。LSP提供指针索引信息用来发现在哪里可以找到患者的信息。用户通过"合格的医院信息系统"（GBZ/QHIS）与LSP连接，经过授权获取患者的电子病历信息，实现了全国性患者电子病历共享和全时运作的代理信息服务（傅征、梁铭会，2009）。

（三）亚洲国家和地区区域医疗信息化建设

1. 日本

20世纪70年代末，日本一些大医院开始研究建立医院信息系统，80年代得到了迅速的普及和发展。日本医疗机构信息化建设的特点是首先建立适合各科室的信息系统（应用软件），同时兼顾各科室之间的数据传输协议，在网络和存储技术发展到一定程度时进行无缝连接，实现科室、整个医院的信息共享，最后走向社区和区域医疗（杨磊等，2006）。

日本区域医疗建设的核心是建立数据中心，各个地区都有一个区域医疗信息系统的数据中心用来储存病人信息。各医疗机构通过 Internet 网访问数据中心，实现区域内各医院、诊所、患者住宅的信息共享（杜方冬，2007）。

此外，日本政府亦非常重视区域医疗信息化建设，在2010年修订了《电子日本战略》（杜方冬，2007），促进了电子信息技术在医疗领域的使用。

2. 韩国

韩国政府非常重视信息化建设，在20世纪90年代中期以前，信息化发展较慢，经过近十年的快速发展。根据《2009~2010年全球信息科技报告》排名，韩国的信息化程度排第十五位[①]，信息化建设取得了令人瞩目的成绩，显著地提高了国家整体信息化水平，为区域医疗信息化建设提供了良好的网络通信基础。

韩国政府在数字化医院建设方面舍得投入，医院信息化程度普遍很高，软件开发以临床为中心，遵循医生对病人的诊治习惯，界面可灵活定制（杜方冬，2007）。电子病历建设稳步推进，计划于2010年完成，预计

---

① WEF 和欧洲工商学院 . 2009~2010 年全球信息科技报告 ［EB/OL］. http：// www. techcn. com. cn/index. php? doc – view – 142794. html.

建设完后在全国任何地方，任何时间均可安全使用电子病历和决策资源，以改善健康照护。韩国实施第二个卫生信息系统 10 年规划（2001～2010 年），重点是标准化和司法问题等信息化基础工作以及公立医院与私立医疗系统的整合（杜方冬，2007）。

3. 新加坡

新加坡信息化水平仅次于瑞典，2010 年全球排名第二，是亚洲信息化程度较高的国家①。2004 年新加坡卫生部（Ministry of Health）开始推行住院病人出院电子病历摘要的共享，即电子病历联系网（Electronic Medical Record Exchange，EMRX），并让本地两个公共医疗保健集团——新加坡保健集团与国立健保集团属下的公共医院和综合诊所，分享病人的病历记录（桑占华，2006），私立医疗机构暂未加入。通过共享的电子病历，无论病人去北方的医院还是去南方的医院都可以调出病人的医疗病历，可以节省很多重复检查的费用。

此外，新加坡卫生部发表文告指出，扩大公共医院电子病历联系网（EMRX）的覆盖面，将社区医院病历数据也连接进来，把社区医院病人的病历记录整合到 EMRX 中。这样病人就医将更加方便，病人无论从公共医院转到社区医院或由社区医院转诊到公共医院，医疗人员可以通过电子病历联系网查阅到病人的既往诊疗记录和基本信息，减少不必要的重复检查和处方，节省费用。实现与私人医疗机构联网，从而实现全国电子病历共享。

2008 年 8 月 1 日新加坡卫生部宣布建立全国电子病历系统，把每个患者的病历资料纳入系统中，以便所有政府和私人医疗机构、家庭医生和疗后护理机构能够共享患者资料②。

4. 中国台湾地区

我国台湾地区的医院信息化建设起步于 20 世纪 80 年代，经过多年的

---

① WEF 和欧洲工商学院.2009～2010 年全球信息科技报告 [EB/OL].http：//www.techcn.com.cn/index.php？doc－view－142794.html.

② 新加坡计划建立全国电子病历系统 [EB/OL].http：//it.sohu.com/20080803/n258575454.shtm.

建设，台湾所有的医疗院所（包含诊所）全部都实现了信息网络化，稍具规模的医院都建立了 PACS（杜方冬，2007）。很多医院都实现了病历的电子化和结构化，临床文件标准化应用程度很高，基本上都符合 HL7、CDA 的规范和格式要求（孟丽莉，2010），为实现电子病历共享提供了良好的技术支撑。

台湾地区一直都很重视医疗信息化建设。早在 2005 年就有关于电子病历的规定，2009 年通过了"加速办理智慧医疗服务计划"，提出了"加速医疗院所实施电子病历系统"的子计划，目的是提供奖励资金，补助医院建立血液检验、医学影像报告、出院病历摘要和门诊用药记录等与患者关系密切的四大类电子病历，以及医院间电子病历的互联互通。到 2012 年底，80% 的医院和 70% 的诊所建立起电子病历系统，60% 的医院可以实现跨医院的电子病历查询，到 2014 年，所有医疗机构实现电子病历和病历互换（孟丽莉，2010）。

在信息网络互联互通方面，台湾地区的健保系统已经实现了医疗机构报销审核的网络化。台湾健保系统基础架构除了连接医疗机构外，全岛 7000 家健保规定用药的药局中已有 5000 家联网，100% 的健保实现了 e - Claims 电子申报（傅征、梁铭会，2009）。为了便于患者就诊和推动区域医疗信息化建设，台湾地区开始推广卫生保健 IC 卡，截止到 2003 年 9 月已为 2300 万居民发放了医疗智能卡，70% 的医院和诊所都接受了该卡（杜方冬，2007），实现了病人数据共享。此外，台湾地区每家医院的信息系统都与卫生署疾病管制局、当地卫生局和卫生局紧急救护中心实现了联网，能随时上传急诊病人的基本资料、体温、加护病房空床等信息。

为全面实施电子病历的互联互通，减少和避免重复检查和重复用药，降低医疗费用，缩短看病等待时间，为民众提供持续的医疗保健服务。台湾地区卫生主管机构于 2010 年 4 月起，投入 60 亿新台币实施"无纸化、无胶片化"的电子病历和病历互联互通系统（崔泳，2010）。

5. 中国香港地区

我国香港地区的医院管理局是负责管理全港公立医院及诊所的法定机

构，成立于1990年12月1日，1991年12月1日起正式接管全港公立医院。作为非政府管理机构，领导着44家公立医院、43家专科门诊部、74家普通科门诊，有床位28000张，职工5万多人，每年政府拨高达280亿港币的运营经费，约合40亿美元（徐英，2007）。

香港地区的医院信息化建设的特点是：系统由香港医管局统一组织力量开发，由技术基本建设、事项处理和信息系统三个部分组成（徐英，2007），数据进行实时交互（数据在医管局的中心数据库保存，医院服务器主要保存一些本院的信息，如电子邮件等）。医管局将整个信息技术策略计划大致分成三个阶段，制订了战略性IT规划（冯达成，2005）：第一阶段为医院提供基础数据库及利用WAN（广域网络）连接各医院，该阶段已于1997年完成。第二阶段向病房以及诊断和治疗服务部门提供功能丰富的信息系统，以及建立医院的LAN（局域网络），目标旨在向病人提供整合医疗平台。根据医院规模大小，完成相应的修改。第三阶段构建资讯性的信息系统，将医疗系统、社区系统整合到一起，包括运程医疗、图像存储和内外部网络连接。

在已经完成管理信息系统建设的基础上，香港医管局重点开发了临床信息系统（Clinical Management System，CMS）。医管局将CMS的开发分为三期（徐明霞，2007），第一期重点建设医生工作站，处理临床用药、诊疗信息和病人临床记录。第二期主要是建设初步的电子病历系统，包括医嘱信息处理、病人检查/检验信息处理、用药咨询系统和临床数据分析系统。第三期是建设一个完整的、带有决策支持功能的电子病历系统。为此，2005年香港医院管理局与英特尔合作，斥资20亿港元，计划在10年内为全民建立电子病历，到2020年，香港市民可以从网上查看自己的病历（傅征、梁铭会，2009），该计划也是目前全球医疗业最大型医疗业信息化项目之一。届时，香港有可能成为全球首个全民拥有电子病历的地区（徐明霞，2007），每个香港市民都会有个记录了自己所有既往诊疗信息和基本信息的个人电子病历。

到2007年底，医管局已开发并完成了香港市民终身病历记录，使用该终生病历记录的医疗机构除了医管局管辖内的 162 家医疗机构外，已扩展到医管局以外的医疗服务机构，应用于全港 12000 部临床终端机，供 29000 名医护人员使用，每日平均有 4500 名使用者查看 30 万次患者数据（徐英，2007；傅征、梁铭会，2009）。信息系统采用病人身份证号作为总索引来辨认病人和检索各诊疗记录。到 2010 年，病人总索引共存有 800 万病人记录，被应用于各医院及门诊的入/出院及预约服务（徐英，2007）。

（四）其他国家区域医疗信息化建设

与美国同属北美洲的加拿大和属于大洋洲的澳大利亚在区域医疗信息化建设上也进行了卓有成效的探索。

1. 加拿大

加拿大政府积极探索建立一个全国性的电子健康档案系统，计划为每个加拿大公民提供电子健康档案服务。2000 年 9 月成立了卫生 Infoway 的非营利机构，来推动全国（或地方）区域卫生信息网的建设。计划在 2009 年底覆盖加拿大 50% 的地区，2016 年所有的地区都将覆盖公用的电子健康档案系统（Koff & Zhe，2008）。Infoway 在 2002 年投资数亿美元建立全国性的电子健康档案系统、药品信息系统等、建立用户/医疗服务机构的统一识别系统以及基础架构和标准研究。核心是建立一个覆盖全国的电子健康系统，实现从本地、区域、省到全国的点到点的电子健康记录信息共享和互操作。为此，Infoway 设计了一个由五个层次组成的区域医疗平台模式：第一层是信息基础架构层，开发通用的网络架构和标准，确保电子健康档案的互用性；第二层是用户、服务提供者的定位和注册层，用于确认患者和医疗服务提供商的身份；第三层是临床应用层，主要包括药品信息系统、实验室信息系统、医学影像系统、公共卫生系统及远程电子系统等；第四层是互操作性层；第五层是创新与应用推广层①。2003 年，In-

---

① 缺少利益驱动机制，区域医疗信息化道远且艰（2）[EB/OL]．http://miit.ccidnet.com/art/32559/20101013/2210133_2.html.

foway 投资 1.35 亿美元用于建设药品信息系统和诊断影像系统（桑占华，2006），通过电子医疗卫生信息（HER）两个关键模块建设产生的杠杆作用，积累经验和提供推动相关项目建设的有效解决方案，加快区域医疗平台建设速度。

2. 澳大利亚

澳大利亚政府非常重视区域卫生信息化建设，在国家和省级层面开展了富有成效的工作。在国家层面成立了 NEHTA（National eHealth Technology Architecture）来制定卫生信息领域的政策法规和标准。在卫生部的支持下，相关研究机构和电信（Telstra）联手实施区域医疗信息化建设，该项目的实施使医疗卫生领域发生了巨大的改变。一是医疗保障费用大幅度下降，二是诊断、治疗、护理、康复、医学教育等方面从面对面服务向实时远程转变、监护从有形向虚拟转变、移动电话监护系统已经成为现实（傅征、梁铭会，2009）。在省级层面，南澳大利亚州政府通过在主要医院建立以患者为中心的企业级临床信息系统，该卫生信息共享项目覆盖了省会城市阿德莱德（Adelaide）8 家主要的公立医院，服务于全州 150 万人口中的 75%，向医护人员提供患者病史信息访问服务[①]。同时在新南威尔士洲、昆士兰州等地亦开始类似的区域卫生信息化的建设。

通过区域医疗信息化的建设，改变了药品服务模式，实现了电子处方，减少了医疗差错。全澳医院总死亡率下降了 30% ~ 33%、ICU 死亡率降低了 46% ~ 68%、ICU 并发症降低了 30% ~ 33%（傅征、梁铭会，2009）。

（五）欧洲等其他国家和地区在区域医疗信息化建设面临的问题

日本、欧洲等国家早在 20 世纪六七十年代就开始了医疗卫生机构信

---

① 中国医院协会信息管理专业委员会（CHIMA）、埃森哲咨询公司. 中国医院信息化发展报研究告（白皮书）［R］. 2008.

息化的建设，随着信息技术和网络建设的发展，近年对国家级及地方级区域卫生信息化网络建设进行了大量的有益的探索，取得了一些经验。欧洲国家区域卫生信息化所面临的主要问题是，"①不同软件之间不兼容；②医院间的竞争大过合作；③欧洲国家存在着语言不通的问题；④还没有建立可共享的医疗信息系统标准；⑤现有临床信息系统过于复杂，对于医生的工作方式改变也太大；⑥临床信息系统造价太高，包括安装、维护、运行费用以及 IT 人员的薪酬"（叶慧，2006）。

三、国内区域医疗信息化建设现状

（一）国内区域医疗信息化发展背景

我国医疗机构信息化建设始于 20 世纪 70 年代末 80 年代初，经历了四个发展阶段。第一阶段为单机应用时期，主要用于在门诊、住院病人收费管理和药库管理；到 80 年代中期，财务管理、门诊收费发药管理、病案管理系统等应用系统开始在医疗机构运用，逐渐构建了部门级局域网；到 90 年代初开始，一些大医院建立了较为完整的医院信息系统，进入到较完整的医院信息系统建设时期；90 年代后期，随着通信技术和计算机网络技术的飞速发展，远程医疗在我国得到了快速发展，逐渐开展了远程诊断、远程会诊及护理、远程教育、远程医学信息服务及远程学术交流等医学活动。

借鉴国外信息化发展经验，医院信息化发展要经历三个阶段（相悦丽等，2008）：

医院管理信息化（HIS）阶段，主要以财务结算和行政管理为核心的信息系统建设，包括财务结算、药库（固定资产）管理等信息系统。

临床管理信息化（CIS）阶段，以改善医疗服务水平和质量、提高医疗服务效率、提高医疗服务满意为目标的，与病人医疗信息相关的临床信息系统建设，如医生医嘱信息系统、电子处方、电子病历、影像和检验检查系统等。

局域医疗服务（GMIS）阶段，医院信息化发展的高级阶段，通过患者诊疗信息的共享、互换，实现区域内医疗机构信息的互联互通，提高区域整体医疗技术水平，为患者提供全程的诊疗和看护服务。

纵观我国医疗机构信息化发展进程，大多数还停留在第一个阶段，核心仅满足以财务收支活动为主体的经济核算活动（见表2-1），真正的医疗业务信息化建设还较少①。此外，我国医疗机构信息化建设多以项目方式封闭建设，各个医院都按自己的业务流程和业务需求建立自己的信息系统，标准化采用程度低，只能适用本医疗机构业务流程，医院内部联网率低，医疗机构间信息无法互联互通、共享交换。

表2-1　医院管理信息系统（MIS）建设现状统计

序号	系统名称	数量（个）	占比（%）	序号	系统名称	数量（个）	占比（%）
1	门诊、急症导诊系统	717	19.04	22	电子病历	338	8.98
2	门诊急症挂号排队叫号系统	624	17.00	23	财务管理和经济管理分系统	1933	51.34
3	门诊急症划价收费系统	3104	82.44	24	电子化标准处方	436	11.58
4	门诊急症药房管理系统	3025	80.37	25	客户关系管理系统	76	2.02
5	门诊、急症医生工作站系统	813	21.59	26	医院资源计划系统	87	2.31
6	门诊、急症护士工作站系统	1370	36.39	27	人事管理分系统	1142	30.33
7	住院病人入出转管理系统	2829	75.14	28	后勤管理分系统	899	23.88
8	住院病人费用管理系统	3124	82.97	29	办公自动化系统	567	15.06

① 医院信息化：现代医疗发展的趋势［EB/OL］. http：//www. mie168. com/news/2004 - 11/54590. htm.

续表

序号	系统名称	数量（个）	占比（%）	序号	系统名称	数量（个）	占比（%）
9	住院病人床位管理系统	2692	71.50	30	综合查询与分析分系统	1672	44.40
10	住院病人床位管理系统	2099	55.75	31	临床决策支持系统	237	6.29
11	住院药房管理系统	2942	78.14	32	医疗管理与质量监控系统	315	8.37
12	住院医生工作站系统	878	22.30	33	临床数据仓库	218	7.46
13	住院护士工作站系统	2443	15.09	34	远程医疗系统	351	9.32
14	药库管理系统	3021	80.24	35	病人查询终端	1339	35.56
15	制药管理系统	568	15.09	36	知识管理平台	231	6.30
16	临床检验分系统	995	26.43	37	患者在线服务平台	152	4.04
17	病理信息系统	690	18.33	38	医保和社区卫生服务接口	1409	37.42
18	放射信息系统	802	21.30	39	病人就医一卡通（院内）	551	14.35
19	实验室信息系统	507	13.47	40	病人就医一卡通（院际）	117	3.11
20	医疗设备与耗材管理分系统	1438	39.23	41	病历管理和医疗统计分系统	1789	47.5
21	PACS 系统	339	9.00	42	与 120、119 等联动系统	435	11.55

资料来源：2008 年中国信息化发展研究报告。

　　我国医疗卫生体制改革和医疗保险制度的发展，对医疗机构的生存和发展都提出了挑战，信息化是医疗机构适应改革的必然选择，是实现科学管理，改善医疗服务质量和经济效益的重要途径。卫生部在 2003 年 3 月 24 日颁布了《全国卫生信息化发展规划纲要（2003～2010 年）》，明确提出了区域医疗卫生信息化的工作目标[①]。2005 年 3 月，卫生部信息化部门首次提出了区域协同医疗服务模式，对传统医疗进行优化、改造（刘梅，2007）。此后，在全国各地以信息技术带动医疗改革的区域医疗信息化项目开始开展探索和试点工作，如北京、上海、浙江、江苏等在经济发达和

---

　　① 《全国卫生信息化发展规划纲要（2003～2010 年）》的通知［EB/OL］. http://www. moh. gov. cn/publicfiles/business/htmlfiles/wsb/pzcjd/200804/23876. htm.

基础较好的地区，部分实现了互联互通、远程预约挂号、双向转诊为主的区域医疗信息化协同服务功能。至此，被看作是医改良药的区域医疗信息化建设逐渐被推广到以区域为主的所有医疗机构整合的医疗信息互联互通和共享互换示范工程。

（二）国内区域医疗信息化建设进展

1. 科技部、卫生部"区域协同医疗服务示范工程"建设进展

2006 年 11 月，科技部、卫生部拨出 2000 万元资金启动了"区域协同医疗服务示范工程"科技攻关支撑项目，分别由北京 301 医院、北京同仁眼科医院、华西医院、成都电子科技大学牵头负责。区域协同医疗服务示范工程是科技部、卫生部"十一五"重大专项研究项目之一，目的是研究利用现代服务业共性技术，通过数字化的医疗新模式以及供应链、价值链等现代管理方法，构建区域协同医疗共享平台，建立联动协作的区域服务共享的医疗系统，实现区域内的信息、服务的资源共享，从而实现医疗资源利用的最大化。

由解放军总医院（301 医院）牵头的"军民协同共建医疗服务示范工程"课题，在北京、大连、厦门三个城市进行了四个不同特征的示范工程，包括以厦门市为代表的区域医疗服务模式，以大连和北京市东城区为代表的社区公共卫生服务模式，以解放军总医院和北京市海淀区及石景山区合作的军民协同共建医疗服务模式等（傅征、梁铭会，2009）。

厦门市"军民协同共建医疗服务示范工程"形成了集患者就医体检、妇幼保健、社区公共卫生等信息为一体的市民健康信息系统。

北京同仁眼科医院基于互联网上建立眼科影像数据库（PACS）、临床信息系统（CIS），连接全国眼科专家的远程会诊体系（傅征、梁铭会，2009）。

四川大学华西医院与成都市金堂县合作共建"统筹城乡医疗卫生事业发展示范县——区域协同医疗服务示范项目"，建立了以协同人才培养、协同医疗服务、协同临床应用科研、协同学科建设和协同医院管理等为主

要内容的分级协同医疗服务模式。

由成都科技大学牵头的"统筹城乡区域协同医疗服务示范工程",在四川省自贡市和什邡市试点,构建以 PACS 为主的区域协同医疗卫生信息系统。

2. 国内其他区域医疗信息化建设进展

北京市以公共卫生信息体系为重点,对涉及的网络与安全、应用系统、标准规范、机构人才等进行了全面建设,提供了卫生医疗服务的便捷性,并为北京市制定区域卫生医疗规划、医政管理、重大卫生事件管理以及科研分析等项工作提供了丰富的基础数据资源。与此同时,北京市的"区域医疗服务示范项目",在东城区、西城区、海淀区、昌平区进行的医院与社区医疗服务站电子健康记录信息共享试点,形成了应用居民健康智能卡、建立社区服务指挥调度和呼叫中心、双向转诊等机制,利用数字化信息平台实现社区医疗服务的新模式(傅征、梁铭会,2009)。

2006 年,上海市申康医院管理公司启动了由 23 家市级医院参加的"医联工程",建立了覆盖 23 家医院的信息交换共享平台,实现了跨医院的患者临床诊疗信息的共享①。2006 年闸北区率先构建了"闸北区卫生信息平台",实现了区域内临床信息与预防保健信息的互通、共享②。2007 年,长宁区开展了基于居民健康档案的区域卫生医疗信息平台的建设,建立了以居民电子健康档案为核心的公共卫生医疗信息系统。2008 年闵行区被批准为卫生部应用居民电子健康档案试点区,启动并完成了居民电子健康档案(EHR)、全区联网的卫生信息网络和数据交换平台、社区预防保健、慢病管理和筛查管理软件的研发和建设③。

2010 年 10 月,沈阳市和平区实现了全区社区卫生服务信息化管理,

---

① 上海"医联工程"[EB/OL]. http://www.chinaehc.cn/index.php? option = = com_ content&view = article&id = 71&catid = &Itemid = 28.

② 沪加快卫生信息化建设 构建市民健康档案统一平台 [EB/OL]. http://www.gov.cn/jrzg/2009 - 11/24/content_ 1472198. htm.

③ 闵行创建设区卫生管理新模式 [EB/OL]. http://news.pharmnet.com.cn/news/2008/07/09/233105.html.

成为全国第三大城市社区卫生服务全区信息管理的样板。9 个社区卫生服务中心、35 个社区卫生服务站和 1 个乡卫生院全部实现了光纤联网，建立了居民健康档案，实现了患者诊疗信息共享①。

2010 年 6 月，宁波市启动了建设全城共享的市民医疗数据库建设，将分散在各个医疗卫生单位的健康信息整合成贯穿市民一生的电子健康档案，实现区域内医疗卫生机构信息互联互通、共享②。

大连市完成了区域医疗服务平台实验环境的搭建，区级社区卫生服务信息化平台——沙河口区卫生信息中心正式启用（傅征、梁铭会，2009）。

成都市新津县于 2007 年开展以功能转型为主的"基层医疗卫生机构规范化建设"，目标是实现区域内各医疗卫生机构信息的共享和交换，辅助检查结果的共享，城乡居民使用医保卡可在区域内任何一家医院就诊③。到 2010 年底，成都温江区区域协同医疗服务一体化信息管理系统已初见成效，建立了统一的管理机构和区域医疗信息中心，患者使用全民医疗卡可在全区联网的医院就诊④。

2010 年 8 月 1 日，湖南省首个县级区域医疗信息化建设试点——在郴州安仁县正式启动，建成后将实现该县医疗卫生信息的采集、整合、存储和共享，为群众提供便捷、优质的医疗卫生和医疗保障服务⑤。

（三）国内区域医疗信息化建设模式比较分析

随着各地区域医疗信息化建设试点工作的深入开展，我国区域医疗信

---

① "信息化医改"催生新格局 助力社区卫生服务 [EB/OL] . http://cio. ccidnet. com/art/32865/20101013/2210943_ 1. html.

② 宁波建医疗数据库 电子档案相伴终生 [EB/OL] . http://miit. ccidnet. com/art/32559/20101014/2211615_ 1. html.

③ 四川新津县搭建区域医疗信息化平台 [EB/OL] . http://miit. ccidnet. com/art/32559/20101014/2211623_ 1. html.

④ 统筹推进区域信息化建设——记成都市温江区卫生信息化建设 [J] . 中国信息界：e 医疗，2010（4）：38 – 39.

⑤ 湖南首个区域医疗信息化建设项目落成 [EB/OL] . http://miit. ccidnet. com/art/32559/20101014/2211613_ 1. html.

息化建设已经初步形成了以下几种模式：

1. 社区医疗信息系统

基本模式是在一个社区或行政区建立一个数据中心，外联若干个社区卫生服务站（或卫生服务中心）（任连仲，2008）。基本功能是为社区每个居民建立健康档案，区内医疗文档共享，记录社区内全部医疗过程，完成计费、药品和医疗物资管理。

2. 以大医院为中心的系统

基本模式是在某个大医院或地区中心医院建立一个数据中心，外联若干社区卫生服务站（中心）（任连仲，2008）。社区卫生服务站（中心）可以享受大医院的医疗资源，支持开展预约挂号、远程会诊、双向转诊服务。如东南大学附属中大医院与南京市长江社区的双向转诊医疗服务网络（刘杰、冯蕾，2009）。

3. 区域图像存储与传输系统（PACS）

基本模式是在一个区域内建立一个医学影像中心，供区域内成员共享。基本功能除了提供医学影像资料共享外，某些系统还具备了基层拍片、高层阅片功能"（任连仲，2008），有助于提高基层的诊断水平。

4. 区域卫生数据中心系统

基本模式是在一个行政管理区域内建立一个数据中心，专门收集各医疗机构与医疗相关的数据，再通过统计分析，把医疗运行情况提供给管理者（任连仲，2008）。从系统结构上来说更类似于医保中心收集医保数据的系统。

5. 区域医疗协同系统

基本特征是实现区域内医疗机构医疗文档共享，医生在接诊时能够通过网络获得就诊者的所有既往诊疗记录，从而提高诊断率，减少不必要的检验检查，降低医疗费用，使区域内医疗机构连成一个整体，实现互联互通、共享互换。例如，解放军总医院牵头的"军民协同共建医疗服务示范工程"和华西医院牵头的"区域协同医疗服务示范工程"（刘杰，2009）。

（1）厦门市民健康信息系统。由解放军总医院与厦门市政府联合构建的"军民协同共建医疗服务示范工程",于 2008 年在 36 家医疗机构建成投入试运行。

1）基本框架：①统一的数字化中央集成平台，采用异构系统接口的方式集成不同医院、社区的信息系统（傅征、梁铭会，2009）；②统一的医疗专网，连接 36 所医疗机构；③采用集中与分布混合的方式构建统一的数据中心，医疗数据存储在各个医院自己的数据服务器上，另外在市卫生局建立一个统一的数据索引中心（Zhao，2010）；④统一的居民健康档案；⑤统一的市民健康卡（社保卡），作为统一的 ID 识别标识，实现一卡通。

2）功能设置实现了"六个面向"（傅征、梁铭会，2009）：①面向公众的服务平台，提供网上预约挂号、检验检查结果查询和健康咨询等；②面向医疗机构的区域医疗平台，提供病历调阅、远程会诊、代理检查、双向转接诊等；③面向社区的服务平台，提供"六位一体"服务；④面向妇幼保健的服务平台，提供孕产妇健康保健和儿童计划免疫监管；⑤面向第三方的服务平台，提供医学物流、配送和网上采购等服务；⑥面向政府的服务平台，提供日常监控和疫病预警、决策支持。

（2）上海申康的"医联工程"。上海申康医院发展中心管理着 23 家市级医院，2006 年由申康公司启动了"医联工程"建设，2007 年进入试运行，2008 年 4 月 1 日正式运行，覆盖了所有 23 家医疗机构（傅征、梁铭会，2009）。

1）基本框架。①一平台：一个共享临床信息平台。②一库：一个中心数据库，采用异构系统接口的方式连接。非影像数据采取中心端集中存储的方式，影像类数据采用可分布式的存储方式（仍然存储在各个医疗机构）。在调阅非影像类数据时，医院端通过嵌入医生工作站的调阅模块，根据实际需要对临床诊疗相关的数据进行调阅；在调阅影像类数据时，中心端根据查询请求进行服务调度，定位并指示资源所在的服务器提供数据。③一网：一个连接各医院的网络。④一卡：一个可在所属市级医院通用的就医卡（以社保卡为唯一的 ID 识别卡）。⑤一站：一个对外门户网站，就诊患者可在此网站上获取检验报告、查阅医疗资源、预约医院就诊等。⑥两个辅助决策系统,临床医疗辅助决策系统和医院管理辅助决策系统。

2)基本特点。①共享:共享患者基本信息、医学检查检验信息和临床诊疗信息等。②共建:以联网入手,扶持信息化相对落后医疗机构信息化建设,整体提升区域医疗信息化应用水平。③共赢:以信息化促进医院提高医疗质量、改善医患关系、促进管理部门提高运作效率,实现共赢。

(3)同仁数字化眼科(傅征、梁铭会,2009)。

1)基本框架:在国内互联网上建立眼科影像数据库(PACS)、临床信息系统(CIS),连接全国眼科专家的远程会诊体系。

2)系统特点:①采用 B/S 架构,用户使用 IE 浏览器访问,无须安装专用软件;②基于 Java 技术开发,实现跨平台运用;③病历书写具有电子处方功能;④数据检索和分析简单易用;⑤灵活强大的图像处理能力;⑥系统采用软、硬件结合的加密方式,基于角色的权限分配机理,保障系统数据安全。

(4)华西区域性数字医疗服务信息平台。

1)基本框架:①建设一个区域性数字化医疗信息服务平台(含医疗机构业务信息系统)和区域数据中心,医疗数据集中存储在数据中心;②医疗机构以按年交服务费的方式,使用数字化医疗信息服务平台提供的所有软硬件服务(含业务系统、协同医疗服务系统、数据存储等);③建立一个以身份证号为唯一识别号的 ID 识别卡,统一区域内患者管理;④建立统一的病人索引系统和医疗卡应用系统,统一归集患者健康记录及医疗记录。

2)基本特点:①医疗机构无须建设信息系统,由信息平台提供;②以交服务费的方式,使用信息平台提供的所有软、硬件服务;③由华西公用有限公司投资建设,并负责平台维护和升级;④以服务费作为信息平台建设和维护费用。

(四)国内区域医疗信息化建设存在的问题

1. 资金缺乏与投入不足

我国医疗机构补偿机制不健全,二、三级以上的医院主要靠自己创收。如果以三甲医院为龙头把周边的小医院都协作起来，硬件投资约需要3000万元，大部分医院都没有这个能力（湘海泉，2007），必须依靠政府的投入。此外，管理层对区域医疗信息化认识不足，据调查显示：2005年我国医疗机构信息化投资额平均为医院收入的0.69%（陈春涛，2008），不愿意投资在信息化建设上，或将大部分有限资金花在硬件购买上，忽视对高质量软件的购买，造成投入的不足和不合理。

2. 缺乏顶层设计，没有完整、成熟的信息标准体系

2003年SARS爆发后，我国加强了对卫生信息建设的规划，颁布了《国家公共卫生信息系统建设方案（草案)》及《全国卫生信息化发展规划纲要（2003~2010年)》等，但尚没有全国及区域医疗信息网络建设规划，缺乏国家层面的技术架构顶层设计（刘杰、冯蕾，2009）。长期以来，在卫生信息标准建设方面国家投入少，支持区域医疗信息共享所必需的卫生信息标准几乎是空白，标准的缺失严重制约了区域医疗信息化的发展。区域医疗信息化中最重要的标准莫过于两类：一是区域编码、医疗机构编码以及居民唯一识别码；二是共享文档的格式能够互认（任连中，2008）。卫生部信息化主管机关已经主持制定和正在制定一些标准和规范，但距离区域信息化标准的要求尚远。

3. 缺乏相关法律法规的保障，现有医疗政策、医保支付模式不匹配

区域医疗信息化建设，不仅是技术实施项目，也是传统医疗模式改变的过程，如医疗机构间的双向转诊、检验检查结果互认、上级医院的诊断，下级医院如何认可等（湘海泉，2007）。医疗政策、医保支付制度的衔接等相应管理规范的缺失必将成为行业发展的"瓶颈"。此外，患者的治疗在多医疗机构完成，需要相应的医疗责任认定法律、患者的隐私保护、医疗信息所有权、信息使用权、电子医疗文档的法律效力等对法律的制定和技术支持提出了新的要求。我国还没有专门的法律、法规，需要着手进行这方面的研究。

4. 利益相关者协调机制缺失

区域医疗信息化涉及众多利益相关者的利益，如医疗机构、病人、医

疗保险机构、公共卫生管理机构、网络通信商、IT供应商、政府等。如何调节这些利益相关者的关系，必须要有一个能够掌握这个网络的组织，没有这个组织的协调、管理，是不可能实现区域医疗信息化的（湘海泉，2007）。这种多方利益的平衡、限制、突出，只能靠政府，而政府在这方面是缺位的。

5. 缺乏有效的商业运营模式

我国区域医疗信息化是以政府为主导投入而发起的，除政府投资之外，国内融资途径有限，如医疗保险可及性有限、IT厂商的实力、专业性及规模还很小、医疗机构财力不足以支撑一个大的区域信息化项目的投资，且因相互竞争关系缺乏投入意愿①。投资涉及怎么建立一个能够保持并推进区域医疗信息网络有序经营的商业运作模式的问题（湘海泉，2007）。区域医疗信息网络不是一次性项目，未来运营维护都需要大量的人力和物力，总让国家投入是经营不下去的，因此必须建立和探索适合区域医疗环境、经济状况，具有可持续发展、自我生存能力的区域医疗信息化建设和运营模式，国内尚没有一个这样成功的、可资借鉴的模式。

6. 医疗机构信息化基础薄弱、应用水平低

我国医疗机构信息化经过20多年的发展，取得了长足的进步，大部分县级以上医院都已建立了自己的MIS，但多数仍停留在低水平的以财务收支活动为主体的费用管理层面上，临床管理信息系统虽然在很多三甲医院使用，但真正实施了EMR和CPOE的并不多，系统的实施更多地偏向于手工与计算机处理的简单转化。此外，大多数医疗机构信息系统软件技术架构仍以传统的C/S结构为主，过多的软件代码修改降低了系统的性能，不利于集成（黄勇，2009）。区域医疗信息化是构建在基层医疗机构信息化基础之上的，基层医疗机构信息化基础薄弱及应用水平低，是制约我国区域医疗信息化建设的主要障碍之一。

---

① 中国医院协会信息管理专业委员会（CHIMA）、埃森哲咨询公司. 中国医院信息化发展报研究告（白皮书）［R］. 2008.

7. 技术与人才匮乏

区域医疗信息化建设技术在不断地发展和演变，信息系统必须具有灵活性和可扩展性，可以适应政策、技术的变化，并有能力包容来自不同系统的底层数据差异。我国很多区域医疗信息化集成平台和技术是运用国外的，国内供应商不掌握核心技术，而国外厂商产品的本地化工作还需要时日。此外，我国 IT 供应商大多不具有医疗服务行业经验，对医疗服务行业的特性不了解，缺乏一支具备较高技术水平、一定的临床知识和先进的管理理念的复合型信息人才队伍。根据美国的经验，在 RHIO 的实施推广中，对整个项目起决定性作用的并非一般的专业技术人员，而是能够把握医院乃至区域整体医疗资源和医疗需求特点、熟悉医疗业务和政策；同时具有先进管理和商业运作理念的高级专业人才（吉洲明、张健，2008），而我国具备这种能力和素质的高级专业人才更是凤毛麟角。

8. 业务流程管理困境

区域医疗信息化建设必然涉及对医疗机构现有业务流程的改造，为了便于数据的交换和管理，区域内医疗机构必须建立统一的服务标准和服务流程。然而，由于规模、业务模式、观念、制度和习惯等众多原因，致使医院现有的业务流程改变很难，"积重难返"，往往出现按照旧式流程设计软件，使区域医疗信息化建设陷入困境。

9. 信息系统平台建设问题

信息系统平台是区域内医疗机构进行数据交换的媒介，包括数据库存储硬件、网络带宽、数据库和应用系统等（黄勇，2009）。系统平台需具备高稳定性、可靠性、安全性、提供高等级的业务连贯性保障，因此需要建设系统容灾备份、数据容灾备份以及高宽带的广域网络（刘廉，2008），这个投资是非常巨大的。此外，一旦平台建立需要持续不断地投入人力、物力和财力在硬件、软件等基础设施的维护、升级上。如何以最优的成本效益方式构建平台？是区域医疗信息化建设面临的主要问题（黄勇，2009）。

（五）我国区域医疗信息化建设与国外的差距

与国外发达国家区域医疗信息化建设相比，我国区域医疗信息化建设存在很大的差距，主要表现在：

1. IT技术水平

国外普遍认为IT技术已经准备好了，但在国内，IT技术的准备相去甚远，集成化的平台是难点（湘海泉，2007）。我国医疗机构的大部分HIS是由国内IT企业构建的，所运用的IT技术工具层次较低，大部分医疗卫生机构的信息系统采用传统技术架构，适应性、拓展性差，数据挖掘等先进的管理工具运用较少。

2. 信息标准化建设

国外医疗信息化建设非常重视标准化问题，如美国专门成立了国家层面的卫生信息技术产品认证组织（Certification Commission for Healthcare Information Technology，CCHIT）、卫生信息技术标准研究小组（Health Information Technology Standards Panel，HITSP）来进行标准化的研究、推广工作。而我国在现有信息标准的采用和信息标准的制定方面远远落后于国外，尤其是支持区域医疗信息共享的信息标准几乎是空白，这严重阻碍了区域医疗信息化的发展。

3. 医疗机构信息化水平

国外医院信息化起步早，起点高，信息系统建设投入大。欧美日等国家和地区信息化建设已处于临床信息管理（CIS）的信息化建设较高层次。而我国医疗机构信息化建设还处于第一阶段，即信息系统建设和普及阶段，CIS等运用只在部分发达地区或大型医疗机构（陈春涛，2008）。

4. 业务流程

国外医疗机构为了适应区域医疗信息建设的要求，信息系统与业务流程结合得比较好，应用质量高。如德国，软件严格按政府要求设置，在实施过程中修改很少，标准化程度很高（苏小刚等，2001）。而我国医疗机构由于观念、制度和习惯等众多原因，信息系统迁就落后的业务流程，导致"穿新鞋走旧路",整体效率不高。

5. 政府的引导作用

国外非常重视政府在区域医疗信息系统顶层设计的导向作用,政府的作用主要体现在信息系统网络技术架构和标准的制定方面。如美国的NHIN,政府只做三件事:"①研究 NHIN 基本架构,把这个架构推出来;②研究里面的标准;③研究互操作性"(湘海泉,2007)。而我国政府在这方面的工作尚没有开展,过多地纠缠于实际操作层面的管理,缺乏顶层设计。

6. 资金投入和 IT 供应商

为了推动 NHIN 的建设,美国政府投入 190 亿美元来实施电子健康记录和其他医疗信息技术,其中单立 20 亿美元专款给予 ONC 用以推广医疗信息技术在美国的应用和资助州一级地区开展区域医疗应用项目(傅征、梁铭会,2009)。而我国在区域医疗信息化建设方面尚没有明确的经费投入标准和渠道,资金投入缺乏可靠保障,限制了我国区域医疗信息化的深入探索和研究。此外,国外 IT 企业医疗服务行业信息化领域经验丰富,拥有一大批掌握了核心技术、实力雄厚的跨国大公司,如 IBM、GE 等。反观我国 IT 供应商,大多不了解医疗机构,不熟悉其业务流程和运行模式,需求管理能力不足,不掌握 IT 核心技术。

7. 商业运营模式

欧美等国家和地区从区域医疗信息化建设一开始就在探索信息网络建设及运营模式。例如,美国政府就鼓励成立区域医疗信息组织(RHIOs)这样的非政府组织来推动区域医疗信息的共享,通过整合医疗机构、社会、商业医疗保险、商业健康管理组织等解决长期投入和运营的问题。美国已总结、归纳出五种比较典型的区域医疗信息商业运营模式。而我国在这方面的探索较少,鲜有报道,这也与我国区域医疗信息化起步较晚有关。

四、本章小结

综上所述，区域医疗信息化发展历程较短，国外也没有成功的范例可以借鉴。美国开展区域医疗信息化最早，尤其是自提出 RHIOs 概念后，得到了迅速发展，并积极进行了商业运营模式的探讨，已总结、归纳出五种比较典型的区域医疗信息化商业运营模式，但效果尚有待验证。同时，其在建设过程中也遭遇了资金、技术、商业运营模式、医疗机构缺乏沟通与协调、技术架构及基础设施等问题（Adler - Milstein et al.，2009）。当前，美国 RHIOs 建设和运转面临的主要挑战仍是：缺乏一个清晰的、有效的商业运营模式去支撑 RHIOs 可持续发展（Kloss，2007）。

欧盟的英国、丹麦、挪威，亚洲的日本、新加坡和我国的香港、台湾等国家和地区，对国家级及区域级医疗信息化网络建设也进行了大量的有益探索，与美国所不同的是，欧盟和亚洲大部分国家和地区（如英国、新加坡、中国香港等）的区域（或国家级）医疗信息化建设一开始就由国家（或政府成立第三方机构）主导进行，无论是资金投入，还是系统平台技术开发和设计等均由国家（或政府）统一实施。众所周知，区域（或国家级）医疗信息化网络建设不是一次性项目，未来运营、维护需要大量人力、物力和资金投入，没有任何一个政府部门能够长期承担所有费用，如何提供庞大的持续资金投入是其终需面对和解决的问题。

我国于 2003 年开始以政府为主导投入而发起的以社区为主的区域医疗信息化建设以来，进行了几种不同道路和模式的探索，取得了一些成果，但也面临诸多难题，如资金缺乏与投入不足、缺乏顶层设计、没有完整/成熟的信息标准体系、缺乏相关法律法规的保障、医疗机构信息化基础薄弱、应用水平低、技术与人才匮乏等。从建设和运营方式来看，区域医疗信息化建设和商业运营模式是国内外面临的共同难题。国外发达国家和地区基层医疗机构信息化水平普遍较高，且卫生标准体系相对完备，推动以电子健康档案为核心的区域医疗信息化建设，着重解决临床医疗信息的共享问题，具有较好的信息化基础。而我国医疗机构尤其是基层医疗机构，无论信息化应用水平、操作人员素质和信息化理念均处于极低的水平，照搬发达国家国家级（或区域）医疗信息化建设模式不现实。

第三章

西部地区医疗卫生服务及
医疗机构信息化建设现状

一、西部地区医疗卫生服务现状

随着我国整体经济和社会环境以及疾病谱的改变，西部地区城乡居民卫生服务需要和需求发生变化，卫生服务供给和利用也随之变化。特别是我国医疗卫生体制改革、西部大开发战略和西部城乡统筹改革试点等举措，更直接地影响了西部地区医疗卫生资源的配置和利用。

（一）卫生资源拥有量及其发展变化

1. 卫生机构

2007～2009 年，卫生机构数总量呈下降趋势，但下降速度趋缓，医院和社区卫生服务机构数增加比较明显。2009 年西部地区共有卫生机构 92012 个（不含村卫生室），其中，医院有 6092 个、卫生院 16470 个、社区卫生服务中心（站）4019 个、卫生防疫站 1345 个、妇幼保健院（站）1103 个、门诊部 1075 个。比 2007 年卫生机构总数减少 4114 个，减少了 4.28%（见表 3 - 1）。其中，医院增加了 85 个、卫生院减少了 466 个、社区卫生服务中心（站）增加了1059个、卫生防疫站减少了22个、妇幼保健院（站）减少了14个、门诊部减少71个。

表3-1 2007~2009年西部地区卫生机构数和增（减）速度（定基比）

指标	2007年 绝对数（个）	2008年 绝对数（个）	增（减）速度（％）	2009年 绝对数（个）	增（减）速度（％）
总计	96126	90311	-6.05	92012	-4.28
医院	6007	5894	-1.88	6092	1.42
卫生院	16936	16565	-2.19	16470	-2.75
社区卫生服务中心（站）	2960	3155	6.59	4019	35.78
卫生防疫站	1367	1347	-1.46	1345	-1.61
妇幼保健院（站）	1117	1104	-1.16	1103	-1.25
门诊部	1146	1075	-6.20	1075	-6.20

资料来源：历年《中国卫生统计年鉴》。

2. 卫生人力资源

（1）卫生人力资源总量呈上升趋势。2009年卫生人员总数1664567人，其中，卫生技术人员有1384627人、其他卫生技术人员55817人、管理人员87902人、工勤技能人员136221人。比2007年卫生人员总数增长了15.45%（见表3-2）。其中，卫生技术人员增长16.85%、其他卫生技术人员增长13.50%、管理人员增长0.91%、工勤技能人员增长13.03%。卫生技术人员数增长幅度远远高于西部人口增长幅度（2009年西部共有36729万人，比2007增加431万人，增幅1.2%）。此外，除专业技术人员外，2009年西部还有29万乡村医生和卫生员为2.8亿农村人口提供初级卫生保健服务。

表3-2 2007~2009年西部地区卫生人员数和增（减）速度（定基比）

指标	2007 年	2008 年		2009 年	
	绝对数 （人）	绝对数 （人）	增（减） 速度（%）	绝对数 （人）	增（减） 速度（%）
总计	1441803	1499445	4.00	1664567	15.45
卫生技术人员	1184998	1237641	4.44	1384627	16.85
其他技术人员	49178	50286	2.25	55817	13.50
管理人员	87110	86675	-0.50	87902	0.91
工勤技能人员	120517	124843	3.59	136221	13.03

资料来源：历年《中国卫生统计年鉴》。

（2）卫生人力资源结构发生变化，卫生技术人员所占比重较大。2009年卫生技术人员占卫生人员总数（不含乡村医生和卫生员）的比重比2007年增长1%，高于全国同期平均水平0.94%；其他技术人员比2007年降低0.06%；管理人员和工勤技术人员所占比例均比2007年有所下降，低于全国平均水平。此外，2009年执业（助理）医生和注册护士所占比例占63%左右，呈逐年增加之势，执业（助理）医生所占比例高于全国平均水平，护士所占比例略低于全国平均水平（见表3-3）。

表3-3 2007~2009年西部地区卫生人员数和构成比

指标	2007 年		2008 年		2009 年		2009 年全国构成（%）
	绝对数 （人）	构成 （%）	绝对数 （人）	构成 （%）	绝对数 （人）	构成 （%）	
卫生技术人员	1184998	82.19	1237641	82.54	1384627	83.18	82.24
其他技术人员	49178	3.41	50286	3.35	55817	3.35	4.09
管理人员	87110	6.04	86675	5.78	87902	5.28	5.39
工勤技能人员	120517	8.36	124843	8.33	136221	8.18	8.29
执业（助理）医师	518654	35.97	530869	35.40	602298	36.18	34.61
注册护士	364777	25.30	388844	25.93	441478	26.52	27.56

资料来源：历年《中国卫生统计年鉴》。

（3）中高级卫生技术人员比例显著增加，业务素质有所增强。西部地区卫生技术人员中、高级职称比例增速明显，但与全国同期增速相比，仍差距较大，高学历人员所占比例总体低于全国平均水平。以四川省为例，2009 年四川省有正高级各类技术人员 1880 人，比 2005 年增长 68.01%；副高级各类技术人员 13206 人，比 2005 年增长 44.99%；中级各类技术人员 52423 人，比 2005 增长 7.34%；分别比同期全国增速低 12.83%、1.69%、15.46%。2009 年四川省卫生技术人员硕士学历占 1.67%，本科学历占 16.64%，低于同期全国平均水平；其他技术人员高学历与全国同期水平相差不大；管理人员高学历人员亦低于全国同期水平（见表 3 - 4 和表 3 - 5）。

表 3 - 4　2005 ~ 2009 年四川省高、中级卫技术人员数和增（减）速度（定基比）

指标	全国增速比（2009年与2005年数据比）	2005 年 绝对数（人）	2006 年		2008 年		2009 年	
			绝对数（人）	增（减）速度（%）	绝对数（人）	增（减）速度（%）	绝对数（人）	增（减）速度（%）
主任医、护、药、技师	80.84	1119	1194	6.70	1224	9.38	1880	68.01
副主任医、护、药、技师	46.68	9108	9356	2.72	9267	1.75	13206	44.99
主治(管)医、护、药、技师	22.80	48838	49158	0.70	39853	- 18.40	52423	7.34

资料来源：《中国卫生统计年鉴》（2010）、《四川卫生统计年鉴》（2009）。

3. 卫生设施

（1）医院和卫生院床位数均有增加，每千人口医疗机构床位数（张）和每千农业人口乡镇卫生院床位数（张）增速均高于全国同期水平。2009 年西部地区共有床位 1197528 张，比 2007 年增加 210873 张，增长了 21.37%。其中，医院床位增长了 18.05%，卫生院床位增长了 30.47%。

表 3 – 5 2009 年全国与四川省卫生人员学历构成比

指标		卫生技术人员					其他技术人员	管理人员
		小计	执业（助理）医师	注册护士	药剂人员	检验技师（士）		
2009 年全国卫生人员学历构成比	研究生	3.00	6.50	0.10	0.80	1.70	1.70	2.30
	大学本科	21.30	35.90	8.10	12.50	18.60	17.20	25.60
	专科	36.10	32.70	41.70	32.10	38.70	35.00	39.50
	中专	35.20	22.20	47.20	40.80	35.80	29.60	20.90
	高中及以下	4.40	2.60	3.00	13.90	5.20	16.50	11.70
2009 年四川省卫生人员学历构成比	研究生	1.67	3.54	0.06	1.56	1.01	2.96	1.21
	大学本科	16.64	27.02	4.60	15.71	13.15	15.61	20.59
	专科	40.50	36.82	48.37	38.78	46.84	36.53	43.97
	中专	34.22	26.39	42.71	31.90	32.08	26.63	20.07
	高中及以下	6.61	6.02	3.90	11.42	6.50	17.18	13.42

资料来源：历年《中国卫生统计年鉴》、《四川卫生统计年鉴》(2009)。

但 2007 年、2008 年、2009 年三年每千人口医疗机构床位数（张）均低于同期全国水平，但增速高于全国水平；每千农业人口乡镇卫生院床位数（张）与全国同期水平相当，卫生院床位数增速比高于全国同期增速比 5 个百分点左右，说明农村医疗卫生机构得到了较快的发展（见表 3 – 6）。

表 3 – 6 2007 ~ 2009 年西部/全国地区床位数（张）和增长速度（定基比）

指标	2007 年	2008 年		2009 年	
	绝对数（张）	绝对数（张）	增（减）速度（%）	绝对数（张）	增（减）速度（%）
全国医疗机构床位数	3701076	4036483	9.10	4416612	19.33
每千人口医疗机构床位	2.83	3.05	7.77	3.31	16.96
每千农业人口乡镇卫生院床位	0.85	0.96	12.94	1.05	23.53

指标	2007 年	2008 年		2009 年	
	绝对数（张）	绝对数（张）	增（减）速度（%）	绝对数（张）	增（减）速度（%）
医院	2675070	2882862	7.77	3120773	16.66
卫生院	763190	865383	13.39	959889	25.77
西部地区医疗卫生机构床位数	986655	1081272	9.59	1197528	21.37
每千人口医疗机构床位	2.61	2.83	8.43	3.10	18.77
每千农业人口乡镇卫生院床位	0.82	0.94	14.63	1.06	29.27
医院	688862	745020	8.15	813186	18.05
卫生院	235860	271354	15.05	307716	30.47

资料来源：历年《中国卫生统计年鉴》。

（2）医用设备普及率提高，万元及以上医疗设备拥有量逐步增加。西部地区万元及万元以上医疗设备拥有量显著增加。以四川省为例，2009 年各类卫生机构万元以上设备总价值及台数分别是 1396789 万元和 129202 台，比 2008 年分别增加 268751 万元和 19321 台，增长率分别为 23.82%、17.58%，高于同期全国增长率（见表 3 - 7）。

表 3 - 7　2008 ~ 2009 年四川省与全国卫生机构万元以上设备数/总价值和增长

指标		2008 年	2009 年	
		绝对数（台）	绝对数（台）	增（减）速度（%）
全国万元以上设备总价值		32392879	33730639	4.13
万元以上设备台数	50 万元以下	2131421	2419915	13.54
	50 万 ~ 99 万元	69001	64919	- 5.92
	100 万元及以上	40394	43962	8.83
合计		2240816	2528796	12.85

续表

指标		2008 年	2009 年	
		绝对数 （台）	绝对数 （台）	增（减） 速度（%）
四川省万元以上设备总价值		1128038	1396789	23.82
万元以上设 备台数	50 万元以下	105706	125022	18.27
	50 万～99 万元	2704	2502	−7.47
	100 万元及以上	1471	1678	14.07
合计		109881	129202	17.58

资料来源：历年《中国卫生统计年鉴》、《四川卫生统计年鉴》（2009）。

（3）卫生基础设施建设投入增加，房屋建筑面积增速高于全国。国家在卫生机构用房建设投资进一步加大，尤其是对贫困地区和西部地区，加大了扶持力度。以四川省为例，2009 年卫生机构房屋面积合计 26766021 平方米，比 2008 年增加了 2715185 平方米，增长了 11.29%，其中，业务用房增加了 1699855 平方米，增长了 10.54%，低于全国同期增长率 3%（见表 3 − 8）。

表 3 − 8　2008～2009 年四川省与全国卫生机构房屋面积增速

指标	2008 年	2009 年	
	绝对数 （平方米）	绝对数 （平方米）	增（减） 速度（%）
全国卫生机构房屋面积合计	431436170	486898768	4.13
其中：业务用房面积	283852590	298816968	13.54
四川省卫生机构房屋面积合计	24050836	26766021	11.29
其中：业务用房面积	16134200	17834055	10.54

资料来源：历年《中国卫生统计年鉴》、《四川卫生统计年鉴》（2009）。

4. 卫生经费

（1）卫生机构资产与负债。随着我国医疗卫生体制改革的深入发展，国家及地方加大了对卫生事业的投入，2009 年全国卫生机构总资产达到 174510752 万元，比 2007 年增长 53.77%，负债也增长为 69.43%，净资产增长了 42.38%。2009 年西部卫生机构总资产比 2007 年增长了 53.57%，与全国增长幅度相当，但负债增长率低于全国，为 54.89%，净利润增长率为 53.09%，高于全国，显示了西部地区卫生机构良好的资产构成比（见表 3 - 9）。

表 3 - 9　2007 ~ 2009 年西部地区与全国卫生机构资产与负债增长速度（定基比）

指标		2007 年	2008 年		2009 年	
		绝对数（万元）	绝对数（万元）	增（减）速度（%）	绝对数（万元）	增（减）速度（%）
全国卫生机构	总资产	113484923	127515963	12.36	174510752	53.77
	负债	33119691	38504457	16.26	56115185	69.43
	净资产	80365232	89011506	10.76	114425583	42.38
西部地区卫生机构	总资产	23597095	26382444	11.80	36238761	53.57
	负债	6346742	7875181	24.08	9830313	54.89
	净资产	17250353	18507264	7.29	26408448	53.09

资料来源：历年《中国卫生统计年鉴》。

（2）卫生收入与支出变化。从卫生机构收入来看，2009 年西部卫生机构总收入达到了 24229919 万元，比 2007 年增长了 37.73%，高于全国同期增长幅度，但收入结构不合理。上级财政收入增长幅度远高于全国同期增长幅度，而业务/事业收入低于全国同期增长幅度，且业务收入所占总收入比例低于全国同期水平（2009 年全国为 87.17%，西部为 82.84%），说明西部地区卫生机构盈利能力尚不佳，还需依靠中央及地方财政的扶持。从支出来看，2009 年卫生机构总支出达到了 22541162 万元，比 2007 年增加了 34.75%，高于全国同期支出增长幅度，其中：业务支出

2009 年比 2007 年的增长幅度高于全国同期增长幅度，支出较大；人员支出小于全国同期增长幅度，但与 2008 年和 2007 年的增长幅度相比，则增长率较高（见表 3 - 10）。

表 3 - 10　2007 ~ 2009 年西部地区与全国卫生机构
收入与支出增长速度（定基比）

指标	全国增速比（%）（2009 年与 2007 年数据比）	2007 年	2008 年		2009 年	
		绝对数（万元）	绝对数（万元）	增（减）速度（%）	绝对数（万元）	增（减）速度（%）
总收入	32.28	17591809	19496774	10.83	24229919	37.73
财政补助	13.81	3252003	2776143	- 14.63	3674172	12.98
上级财政收入	12.57	225407	193274	- 14.26	336503	49.29
业务收入/事业收入	43.10	13679885	16102593	17.71	20072434	38.22
总支出	29.57	16727769	18471715	10.43	22541162	34.75
业务支出	33.60	15363325	16888100	9.92	20880648	35.91
人员支出	25.64	5036329	5272088	4.68	6200986	23.13

资料来源：历年《中国卫生统计年鉴》。

（二）医疗卫生服务提供及其发展变化

1. 医疗服务提供能力增加，面对未来医疗需求将面临极大的压力

随着我国医疗保障制度的完善，人们的医疗需求得到了极大的释放，门诊诊疗人次和入院人数逐年增长。2009 年西部地区医院门诊诊疗人次数和入院人次数增长速度均高于全国同期增长速度，尤其是入院病人次数，2009 年入院人次数比 2007 年增长了 107.95%，高于全国的 79.33%，预示着未来西部地区的医疗服务需求将有快速的提升，现有的医疗机构能否满足这种需要，将面临极大的挑战（见表 3 - 11）。

表 3-11　2007～2009 年西部地区与全国卫生机构服务能力比较

指标		2007 年	2008 年		2009 年	
		绝对数 （万人次）	绝对数 （万人次）	增（减） 速度（%）	绝对数 （万人次）	增（减） 速度（%）
全国 医院	门诊诊疗人次	163769.5	178166.9	8.79	192193.8	7.87
	入院人次	6487.1	7392.0	13.95	13256.2	79.33
西部地 区医院	门诊诊疗人次	35309.6	38033.8	7.72	41884.1	10.12
	入院人次	1653.8	1901.4	14.97	3953.9	107.95

资料来源：历年《中国卫生统计年鉴》。

2. 医疗资源利用存在地区差异

2009 年西部地区医师门诊日均担负诊疗人次普遍低于全国同期平均水平，日均担负住院日与全国平均水平持平，但地区医师间负担差距较大。2008 年、2009 年省属医师日均诊疗是 6.7 人次、7.0 人次，均高于同期的其他地区医师的日均诊疗人次，且 2009 年与 2007 年的增长量也高于同期其他地区的同比增长量。2008 年、2009 年省属医师日均担负住院是 2.7 日、2.8 日，也高于其他地区水平，增幅比高于地级市和县级市医疗机构。说明我国省属医疗机构医师负担较重，大部分病人涌向省级大医院，是造成大医院人满为患的原因之一（见表 3-12）。

表 3-12　2007～2009 年西部地区医院医师日均担负诊疗人次和住院床日比较

指标		2009 年 全国 绝对数	全国增减 （2009 年 与 2007 年 数据比）	2007 年	2008 年		2009 年	
				绝对数	绝对数	增（减） 速度（%）	绝对数	增（减） 速度（%）
医师日均 担负诊疗 （人次）	合计	6.7	0.7	5.6	5.9	0.3	6.2	1.4
	省属	7.3	0.4	6.0	6.7	0.7	7.0	1.0
	地级市属	6.8	0.4	5.5	5.7	0.2	5.9	0.4
	县级市属	7.1	1.1	5.3	5.1	-0.2	5.5	0.2
	县属	5.6	0.5	5.7	6.1	0.4	6.4	0.7

续表

指标		2009 年全国绝对数	全国增减（2009 年与 2007 年数据比）	2007 年	2008 年		2009 年	
				绝对数	绝对数	增（减）速度（%）	绝对数	增（减）速度（%）
医师日均担负住院床（日）	合计	2.3	0.3	2.2	2.4	0.2	2.6	0.4
	省属	2.5	0.3	2.4	2.7	0.3	2.8	0.4
	地级市属	2.4	0.2	2.3	2.4	0.1	2.6	0.3
	县级市属	2.0	0.3	2.0	2.0	0	2.2	0.2
	县属	2.2	0.4	2.0	2.4	0.4	2.6	0.6

资料来源：历年《中国卫生统计年鉴》。

3. 医疗服务需求逐年增长，基层医疗卫生资源利用不充分

随着我国西部地区医疗保障制度的完善，农村三级医疗卫生服务体系的恢复和城镇社区医疗卫生服务体系的建立，基层医疗卫生机构承担的诊疗任务呈逐年上升趋势。2009 年西部地区医院机构数占 6.62%，提供了门诊诊疗服务 41844.1 万人次，占 31.12%，住院人数 2251.7 万人，占 56.96%。其中，县级市医院提供了 3.17% 的门诊服务和 6.73% 的住院服务，县级医院提供 10.96% 的门诊服务和 24.24% 的住院服务。乡镇卫生院占医疗机构总数的 17.78%，只提供了门诊服务的 19.68% 和住院服务的 36.96%。作为城市医疗服务体系"守门人"角色的社区医疗服务占机构数 4.37%，仅仅提供了门诊服务的 2.83%。从以上数据可以看出，与我国整体情况一样，城市大医院承担着极重的诊疗压力，城市社区卫生服务中心（站）服务能力亟待加强。此外，县级医院和乡镇卫生院也承担了农村较大的诊疗任务，诊疗能力和医疗技术需要加强和提高，这样才能满足大量的诊疗需求，起到农村医疗服务体系"守门人"的作用（见表 3－13）。

表3-13 2009年西部地区各级医疗卫生机构门诊/住院诊疗情况

指标	入院人数（万人）	所占比例（%）	门诊诊疗人次（万人次）	所占比例（%）	卫生机构数（个）	所占比例（%）
西部地区医疗机构	3953.9	—	134582.3	—	92012	—
医院	2251.7	56.95	41884.1	31.12	6092	6.62
县级市医院	266.2	6.73	4263.2	3.17	833	0.91
县医院	958.3	24.24	14747.2	10.96	2512	2.73
乡镇卫生院	1461.5	36.96	26488.7	19.68	16360	17.78
社区卫生服务中心	41.4	1.05	2253.6	1.68	1160	1.26
社区卫生服务站	0	0	1946.1	1.15	2859	3.11

注：卫生机构数不含村卫生室。

资料来源：《中国卫生统计年鉴》（2010）。

（三）卫生资源配置和医疗卫生服务提供存在的问题

1. 卫生人力资源总量增加，医生工作负荷不均衡

2003年SARS以后，国家加强了对西部地区医疗卫生服务的投入，医院和社区卫生服务中心（站）机构数有所增加，其他机构有所减少，卫生人力资源总数稳步上升，学历和职称结构有所改善。但总体状况依然不够理想，医生工作负荷存在明显的差异，城市大医院和乡镇卫生院人员工作负荷较高，中间人员工作负荷较轻，服务的不均衡性较明显，医疗服务两极分化较严重，大部分病人涌向高层级医院，从而造成"看病难"现象。

2. 床位总数递增，使用不均衡

每千人口医疗机构床位数（张）和每千农业人口乡镇卫生院床位数（张）增速均高于全国同期水平，万元以上医用设备增长较快，但使用不均衡。2009年西部地区医院病床使用率为85.3%，乡镇卫生院病床使用率只有65.4%，社区卫生服务中心病床使用率只有58.5%。此外，基层

医疗机构医疗设备添置较多，但设备利用率偏低。有鉴于此，基层医疗卫生机构需加强配套设施建设，引进高层次人才，提高医务人员业务素质和服务质量。

3. 政府投入增加，但仍不足，卫生机构收入比例不合理

国家加大了对西部医疗卫生的投入，但仍显不足，尤其是西部地区经济不发达、城乡居民医疗负担依然很重。此外，医疗卫生机构业务收入所占比例低于全国平均水平，上级财政补助所占比例高于全国平均水平，医疗卫生机构自我生存能力仍不容乐观，提高医疗服务能力是当务之急，尤其是基层医疗卫生机构。

4. 卫生资源不足和浪费并存

优质医疗卫生资源主要集中在城市大医院，农村和老少边穷地区医疗卫生资源相对不足，社区卫生服务中心（站）和乡镇卫生院没有起到"守门人"的作用。此外，基层医疗卫生机构高层次人力资源严重不足，人员流失严重，卫生资源浪费与不足现象并存。

二、西部地区医疗机构信息化建设现状

处于经济基础和信息化建设相对落后的西部地区的医疗机构信息化建设，近年来取得了长足的进步和发展，但发展还远远落后于全国其他地区。整体仍处于仅满足以财务收费活动为主的费用管理信息系统阶段，极少数大型医疗机构开始了第二阶段临床信息系统建设。呈现出以下特征：

（一）信息化整体水平低

2006 年卫生部卫生信息化领导小组对全国 31 个省（直辖市、自治区）（港澳台除外）县级以上二级及以上 1136 所医院信息化水平评估结果显

示：东部沿海地区医院信息化水平普遍高于中部和西部地区，西部地区医院信息化水平最低（杜方冬，2007）。2002 年，卫生部对国内 6921 家医院进行调查显示，有 2179 家建设了医院信息系统（HIS），占 31%，从地区分布看，华东地区医院建设 HIS 比例接近 80%，其他大部分地区在 30% ~ 35%，西北地区不足 20%。

（二）信息技术人员匮乏

2005 年，中国医院协会医院管理专业委员会对 482 所医院（其中三级医院 272 所、二级医院 189 所、其他类医院 21 所）调查结果显示：所有参与医院的信息部门平均员工数为 8.68 人[①]。2007 年卫生部统计信息中心对全国 3765 所医院（其中三级以上医院 663 所、三级以下医院 3102 家）调查显示：信息人员占总人员比重有 1578 家在 0.5% 以下，占医院总数的 41.9%；有 1237 家在 0.5% ~ 1%，占医院总数的 32.9%[②]。而据美国 HIMSS 协会 2006 年医院信息化现状调查显示：80% 的医院 IT 人员在 10 人以上，18% 的医院多于 100 人[③]。说明我国医院对信息化人员重视不够，人力资源严重不足。相对而言，西部地区医疗机构由于信息化建设和应用层次低，信息技术人员所占比例更低。此外，由于西部地区经济落后，自然条件恶劣，待遇差，大部分高层次信息开发和管理人才流向东部沿海和发达地区，更显人力资源缺乏。

（三）信息化建设资金投入不足

由于受制于经济发展水平，西部地区医疗机构在信息化投入方面总体不足，落后于全国其他地区。2005 年，中国医院协会医院管理专业委员会对 482 所医院的调查结果显示：经济发达地区累计投资明显高于经济中等

---

① 中国医院协会信息管理专业委员会. 中国医院信息化状况调查报告（2006 年公共版）[J]. 中国数字医学，2007，2（2）：5 – 15.
②③ 中国医院协会信息管理专业委员会（CHIMA）、埃森哲咨询公司. 中国医院信息化发展报研究告（白皮书）[R]. 2008.

发达及经济欠发达地区，发达地区医院信息化投入百分比（占医院毛收入百分比）也明显高于经济欠发达地区（见表3-14）。此外，在每张床位信息化投入方面，西部地区总体亦远远落后于经济发达地区，根据2005年中国医院协会医院管理专业委员会调查显示，投入最少的是重庆市，每床位仅有2000元。

表3-14　医院信息化累计投入所占比例情况　　　　单位:%

指标	大于 2000万元	1001万~ 2000万元	501万~ 1000万元	201万~ 500万元	101万~ 200万元	50万~ 100万元	50万元 以下	总计
经济发达地区	3.70	8.43	7.03	11.24	6.09	4.92	2.58	44.03
经济中等发达地区	1.17	0.94	3.75	4.92	7.96	8.20	14.52	41.45
经济欠发达地区	0.23	0.47	3.04	2.58	3.28	1.64	3.28	14.52
总计	5.15	9.84	13.82	18.74	17.33	14.75	20.37	100.00

资料来源:《中国医院信息化状况调查报告》（2006年公共版）。

（四）信息化应用层次低

当前，我国医疗机构信息化水平总体仍处于医疗信息化建设的初级阶段，仅满足以财务收费为主体的费用管理阶段。2005年，中国医院协会医院管理专业委员会调查显示：门急诊划价收费系统、药房（库）管理系统、入/出院管理系统、费用管理系统等使用比例均在90%以上。而据2007年卫生部统计信息中心对全国3765家医院调查显示临床信息系统（如PACS、电子病历、RIS、LIS等）的使用率均低于20%。相对于全国而言，西部地区医疗机构信息化应用层次低于全国平均水平，临床信息系统只是在某些大型医院可见，大部分医疗机构信息系统建设仅停留在以财务收费系统为主的医疗信息化的第一个阶段。

（五） 信息技术使用和基础设施建设落后

随着 IT 技术的发展，越来越先进的硬件和软件平台引入到医院信息系统建设中，但由于投入的限制，西部地区在新技术采用上较缓慢，像云技术、集成引擎、移动存储、数据仓库等新技术运用尚处于空白。此外，信息基础设施是信息传递、获取、存储和利用的载体（郭建水，2003），西部地区地域广阔，信息化基础设施距网络化需求还有待加强，现有网络运用仅以满足医保结算为主。较低的信息化基础建设水平和信息技术的应用水平，是制约西部地区医疗机构信息化水平整体提高的因素之一。

（六） 信息标准采用程度低

西部地区已建立了信息系统的医疗机构其信息化建设大多在 20 世纪90 年代中期研制，其整体概念、整体架构和所用技术手段，标准化应用程度低，如药名、检查方法、手术名称、诊断名称等各异，且多以本机构业务流程和业务需求方式封闭建设，只适用本医疗机构，医疗机构间不能互联互通，医疗信息缺乏共享。

三、国内医疗卫生信息化发展政策趋势

2009 年 3 月 17 日，中共中央、国务院正式发布了《关于深化医药卫生体制改革的意见》和《医药卫生体制改革近期重点实施方案（2009 ~2011 年)》，卫生医疗信息化被首次写入了新医改方案，成为"四梁八柱"之一。新医改方案的各个条款中，直接或间接地对医疗信息化提出要求多达 20 余处（刘梅，2007），明确提出："建立实用共享的医药卫生信息系统。大力推进医药卫生信息化建设。以推进公共卫生、医疗、医保、药

品、财务监管信息化建设为着力点，整合资源，加强信息标准化和公共服务信息平台建设，逐步实现统一高效、互联互通。"①

在新医改方案发布实施后，卫生部信息化领导小组办公室、卫生部卫生信息标准专业委员会相继发布了《个人信息基本数据集标准》《健康档案公用数据元标准（试行）》《健康档案基本数据集编制规范（试行）》《健康档案基本架构与数据标准（试行）》《基于健康档案的区域卫生信息平台建设指南（试行）》《电子病历基本架构与数据标准（试行）》《基于健康档案的区域卫生信息平台建设技术解决方案（试行）》《卫生系统电子认证服务管理办法（试行）》和《基于区域卫生信息平台的妇幼保健信息系统建设技术解决方案（试行）》等。如此密集和集中的发布信息标准，为区域医疗信息化明确了发展方向，显示出我国政府推进区域医疗信息化建设的决心。

2010 年 10 月，卫生部完成了"十二五"卫生信息化建设工程规划编制工作，提出了"3521 工程"，即建设国家级、省级和地市级三级卫生信息平台，加强公共卫生、医疗服务、新农合、基本药物制度、综合管理 5 项业务应用，建设健康档案和电子病历 2 个基础数据库和 1 个专用网络建设②。为此，2010 年 10 月 14 日，卫生部印发《电子病历试点工作方案》，决定利用 1 年左右的时间在北京市等 22 个省份的部分区域和医院开展电子病历试点工作③。

显然，在新医改方案的推动下，推进区域医疗信息化发展获得了空前新契机和巨大新动力，区域医疗信息化建设迎来了新的发展高潮。我国区域医疗信息化建设尚处于摸索、起步阶段，信息标准、平台技术架构模式、平台建设模式、商业运营模式、系统的安全性和保密性等一系列问题

---

① 关于深化医药卫生体制改革的意见［EB/OL］. http：//www. gov. cn/jrzg/2009 - 04/06/content_ 1278721. htm.

② 健康报. 卫生信息化建设"十二五"规划初定［N］.［2010 - 12 - 22］，http：//www. jkb. com. cn/document. jsp? docid = 153700&cat = 01.

③ 产业和信息化. 电子病历试点为区域医疗信息化大发展提供保障［EB/OL］.［2010 - 12 - 22］，http：//miit. ccidnet. com/art/32559/20101019/2216571_ 1. html.

还需在实践中不断探索和逐渐完善，但以区域医疗信息化建设为当前医疗信息化建设重点的趋势是不可逆转的，将是一个持续发展的过程。

四、本章小结

上述分析表明，当前我国西部地区卫生资源配置和利用得到了很大的改善，但与全国相比仍显不足，尤其是边远山区和贫困地区医疗资源匮乏的现象尤为严重。此外，城市优质医疗资源过度使用，基层医疗卫生资源闲置，整体医疗业务收入能力不足，医疗机构自我生存能力堪忧，尤其是基层医疗卫生机构，仍需依靠国家或地方财政补助。如何发挥西部地区现有优质医疗资源的覆盖和带动作用，整合、发挥现有医疗服务系统功能，提高资源利用率，以应对未来爆发式的医疗需求增长，是当前急需思考和解决的。

信息化是未来医疗发展的主导方向，区域医疗信息化，被看作是解决这一问题的"一剂良药"。区域医疗信息化能够实现区域内医疗服务、医疗信息、医疗资源的共享，实现医疗资源统一调度、配送和服务共享；提供社区中、高级医院双向转接诊、预约挂号、网上医疗咨询等服务；建立的远程会诊、远程医学影像诊断有助于提高基层医疗机构诊治水平、有助于医疗机构间建立持续的协作关系；为患者提供连续治疗，提高了优质医疗资源的覆盖和可及性。通过对医疗数据的采集、处理、传递、存储和使用方式的改变，促进医疗卫生服务体系的重组和整合，使有限的医疗卫生资源利用最大化。

2009年新医改方案和卫生部已完成的"十二五"卫生信息化建设工程规划编制（初稿）为西部地区医疗信息化发展指明了方向。然而，当前西部地区医疗机构信息化建设存在信息化整体水平低、覆盖面小、信息化投入不足，应用层次低、信息技术采用和基础设施不足、医疗信息不能共享等，且西部地区整体经济欠发达、高层次人力资源不丰富、国家/政府对医疗卫生机构信息化持续投入有限、医疗机构自身创收业务能力不足等。结合前述分析，应结合西部地区特征和医疗机构信息化现状，创新区域医疗信息化建设和运营模式，按低成本、高效率、可持续的原则开展区域医疗信息化建设，以信息化整合、发挥现有医疗服务系统功能，缓解医疗服务需求与供应的矛盾。

第四章

西部地区区域医疗信息化建设
模式选择影响因素分析
——以四川省为例

区域医疗（卫生）信息化已被公认为未来医疗行业的发展方向。然而，到目前为止，无论是国家级还是地方级区域医疗信息化都尚处在摸索阶段，国外也没有成功的范例可以借鉴。我国自 2003 年开始探索以社区为主的区域医疗信息化以来，进行了几种不同道路和模式的建设探索，取得了一些成果，但也发现了一些问题，面临资金、技术、人才、信息标准制定、组织及构建模式、运营模式、法律/法规、医保政策等众多问题，尤其是区域医疗信息化建设及运营模式关系到区域医疗信息化的成败。我国广大西部地区，自然条件恶劣，经济基础差，医疗卫生事业经费投入不足，医疗机构间技术水平差异大，服务能力不足，医疗卫生机构信息化基础薄弱（包括网络资源），基层医疗卫生机构大部分仍以手工作业为主。面对此种现状，以何种模式来构建和推广区域医疗信息化建设？尤显重要，任重而道远。

四川省作为西部 12 省份之一，其政治、经济、文化和医疗卫生体系、医疗机构信息化应用现状等在西部地区具有典型的代表性，以其为对象的研究成果，具有推广到西部其他地区的显著价值和深远意义。本章以四川省医疗机构为研究对象，围绕四川省医疗机构信息化建设现状、被调查医疗机构对区域医疗信息化建设的认知、对国内现有四种有代表性的区域医疗信息化建设和运营模式的评价及愿意选择何种模式参与区域医疗信息化建设的意愿展开调查，旨在为西部地区区域医疗信息化建设提供理论依据和实证研究证据。

一、调查设计与实施

（一）调查问卷设计、论证和预调查

一是征求专家和卫生行政管理部门意见，设计调查问卷"医疗机构信息化与区域医疗信息化建设调查表"；二是选择 3~4 家符合条件的调查对象进行预调查，检验调查问卷设计的合理性、可行性，并根据预调查结果对调查问卷进行修改。

调查问卷共分三部分。

第一部分收集医疗机构基本信息，包括医疗机构类别、等级、性质、隶属关系、病床数、收入和员工数量等。

第二部分收集医疗机构信息化建设、使用情况，包括已使用信息系统、未来信息系统建设计划以及对信息系统建设的需求，通过本部分内容的收集、分析能够回答：①信息化使用水平不同医疗机构对区域医疗信息化有不同的理解；②当前医疗信息系统使用的趋势和它们在信息化建设中的共同特质；③信息化应用水平的差异与医疗机构的规模和等级有关；④不同等级、规模的医疗机构对信息化建设的需求和所需的帮助存在差异。

第三部分包括两部分内容：一是对区域医疗信息化潜在利益的理解；二是影响区域医疗信息化建设的阻碍因素。

问卷采用 5 级 Likert 分类法，分为非常不同意、不同意、不确定、同意和非常同意，有关涉及调查内容的学术术语在填表说明中专门标注出。

（二）调查对象及数据收集

根据 2009 年《四川卫生统计年鉴》统计①，四川省共有三级医院 52 家，二级医院 389 家（含未评等 9 家），一级医院 121 家（含未评等 24 家），未评级 625 家。根据研究目的需要，本次调查以一级及以上评等医院作为调研对象（不含未评等）。调查数据收集来源于四川省医院协会县级医院管委会第 25 次成员大会现场问卷调查和四川大学华西医院管理 MBA 班学员问卷调查。鉴于区域医疗信息化兴起时间不长，对区域医疗信息化以及医院信息化建设医院院长或主管副院长的理解比较全面，本次问卷调查对象选择为医院院长或分管副院长。问卷采用由调查员现场统一发放，被调查对象现场填写，统一收回。剔除无效问卷及不符合调查要求的问卷，合计共回收有效调查问卷 121 份，占符合调查对象的 25% 左右。此外，经分析显示，样本医疗机构不同等级构成比与四川省医疗机构实际等级构成比基本一致（见表 4 - 1），且样本来源较广泛，分布于四川省 88 个地市县医院。考虑到一级医院信息化几乎没有或仅为简单的收费系统，本次调查样本具有一定的代表性。

表 4 - 1　不同等级医疗机构等级构成比

医院等级	样本量（家）	样本构成比（%）	总体（家）	总体构成比（%）
三级	15	12.40	52	9.83
二级	95	78.51	379	71.64
一级	11	9.09	97	18.34
合计	121	100.00	529	100.00

① 四川省卫生信息中心. 四川卫生统计年鉴（2009）[M]. 成都：四川大学出版社，2010.

二、数据整理与分析

（一）数据整理

对调查问卷整理后，用 Epidata3.1 软件建立数据库，数据输入采用双遍录入并对照原始数据进行校正。

（二）统计分析方法

对定量资料用 SPSS16.0 和 AMOS18.0 进行数据分析，包括一般描述性分析、卡方检验、Logistic 单因素和多因素统计分析和 AMOS 统计分析等。

三、调查问卷的信度和效度检验

（一）信度

信度是指使用相同研究技术重复测量同一个研究对象时，得到相同研究结果的可能性（方积乾，2000）。本书信度测量采用克朗巴赫（Cronbach）α 系数对本调查问卷指标体系三个维度的内部一致性进行评价，以了解调查表三个维度的内部信度；采用 Spearman 相关系数对折半信度进行评价。

1. 内部一致性信度

三个维度的克朗巴赫 α 系数均在 0.7 以上，维度 1 克朗巴赫 α 系数为 0.801，维度 2 克朗巴赫 α 系数为 0.797，维度 3 克朗巴赫 α 系数为 0.747（如表 4 - 2 所示）。"有学者认为，α > 0.8 表示内部一致性极好，α 在 0.6 ~ 0.8 表示较好，而低于 0.6 表示内部一致性信度较差"（刘朝杰，1997）。本调查表一个维度克朗巴赫 α 系数达到了"极好"，两个克朗巴赫 α 系数达了"较好，"内部一致性信度较好。

表 4 - 2　医疗机构信息化与区域医疗信息化建设调查指标

维度的内部一致性信度结果

维度	指标条目	指标数目	Cronbach's α 系数
区域医疗信息化利益评价	V2. 2 - V2. 6	5	0.801
区域医疗信息化建设阻碍因素	V3. 1 - V3. 11	11	0.797
区域医疗信息化建设评价	V4. 1 - V4. 5	5	0.747

2. 折半信度

把调查问卷分为两部分，计算其折半信度，其中，part_ a 折半信度为 0.759，part_ b 折半信度为 0.794，两部分的相关系数 = 0.751。

（二）效度

效度是指一个测量或量表实际能测出其所要测的特性程度，用以反映测量结果与"真值"之间的接近程度，主要受系统误差的影响，偏倚具有方向性（刘贤臣等，1998）。本书效度测量采用探索性因子分析结构效度，用单因素方差分析对区分效度进行评价。

1. 表面效度和内容效度

本调查问卷在设计时参考了国内外相关研究成果，结合我国医院信息化和区域医疗信息化试点的实际提出构想，从区域医疗信息化利益评价、区域医疗信息化建设阻碍因素、区域医疗信息化建设评价三个维度构建"医疗机构信息化与区域医疗信息化建设调查表"，并经过多次的专家、卫生行政管理者咨询和预调查的验证、修改，调查指标体系具有较好的内容效度。

2. 结构效度

本调查采用因子分析法分析问卷的结构效度，对数据进行强制性拟合，探索变量间潜在的结构。

首先进行 KMO 检验和 Bartlett's 球形检验（Norusis，1998）。维度 1（区域医疗信息化利益评价）KMO 统计量为 0.798，Bartlett's 球形检验 P < 0.001；维度 2（区域医疗信息化建设阻碍因素）KMO 统计量为 0.711，Bartlett's 球形检验 P < 0.001；维度 3（区域医疗信息化建设评价）KMO 统计量为 0.702，Bartlett's 球形检验 P < 0.01。证明各个维度数据适合做因子分析。

采用因子分析法时，主成分法提取公因子。经主成分分析，以特征值大于 1 主成分数目作为因子数目，以相关矩阵（Correlation Matrix）作为分析矩阵（孙振球，2004）。

维度 1 提取 1 个公因子、维度 2 提取 3 个公因子、维度 3 提取 2 个公因子时可获得较好的专业解释，累积方差贡献率分别为 72.93%、69.59%、72.24%。各因子经方差最大旋转后的结果及评估指标各维度结构如表 4 - 3 所示。

3. 区分效度

以医疗机构等级为分析因素，对各维度得分进行比较，单因素方差分析结果显示：维度 1 得分差异无统计学意义，维度 2 和维度 3 得分均有统计学差异（见表 4 - 4）。提示，该问卷能有效地区分不同等级医疗机构的区域医疗信息化建设的阻碍因素以及不同等级医疗机构对区域医疗信息化建设评价。（注四川省未评三级丙等医院、二级丙等医院仅 1 家[1]）

---

① 四川省卫生信息中心. 四川卫生统计年鉴（2009）[M]. 成都：四川大学出版社，2010.

表4-3 医疗机构信息化与区域医疗信息化建设调查指标体系结构

维度（方差贡献率,%）	因子（方差贡献率）	包含指标	指标数
区域医疗信息化利益评价（72.93%）	利益评价	V2.2 - V2.6	5
区域医疗信息化建设阻碍因素（69.59%）	经济、人才阻碍因素	V3.2、V3.6 - V3.7、V3.9	4
	监管、信息规划和标准	V3.1、V3.3 - V3.5	4
	建设模式和政策	V3.8、V3.10 - V3.11	3
区域医疗信息化建设评价（72.24%）	信息化建设评价	V4.1 - V4.3	3
	协同机制、规划和标准	V4.4 - V4.5	2

表4-4 不同等级医疗机构各维度得分的比较（$\overline{X} \pm s$）

维度	三级甲等	三级乙等	二级甲等	二级乙等	一级	F值	P值
维度1	19.27 ±2.573	18.25 ±1.708	19.12 ±2.746	19.34 ±1.849	19.09 ±1.868	0.212	0.931
维度2	31.45 ±5.165	30.50 ±2.380	33.16 ±4.403	35.18 ±3.833	35.18 ±3.868	3.106	0.018
维度3	18.73 ±4.125	19.25 ±1.708	20.72 ±2.328	21.05 ±2.404	22.55 ±2.296	3.600	0.008
合计	69.45 ±9.781	68.00 ±2.708	73.00 ±7.149	75.58 ±5.212	76.82 ±5.600	3.356	0.012

注：$P > 0.05$，提示该问卷的区分效度不好。

以医疗机构床位数为分析因素，对各维度得分进行比较，单因素方差分析结果显示：各维度得分差异均有统计学意义（见表4-5）。提示，该问卷能有效地区分不同病床数医疗机构对区域医疗信息化利益评价、不同病床数医疗机构的区域医疗信息化建设阻碍因素、不同病床数医疗卫生机构对区域医疗信息化建设评价。

表4－5　不同病床数医疗机构各维度得分的比较（$\overline{X} \pm s$）

维度	<100 张	100～300 张	301～500 张	>500 张	F 值	P 值
维度 1	18.53 ± 1.611	19.78 ± 1.810	18.38 ± 3.396	19.50 ± 1.951	2.822	0.042
维度 2	35.84 ± 4.400	34.68 ± 3.539	33.45 ± 4.154	31.53 ± 4.656	5.428	0.002
维度 3	20.89 ± 2.580	21.61 ± 2.096	20.69 ± 2.466	19.66 ± 3.148	3.485	0.018
合计	75.26 ± 5.496	76.07 ± 5.543	72.52 ± 7.155	70.69 ± 7.917	4.607	0.004

以医疗机构经济收入为分析因素，对各维度得分进行比较，单因素方差分析结果显示：维度1得分差异无统计学意义，维度2和维度3得分均有统计学差异（见表4－6）。提示，该问卷能有效地区分不同经济收入医疗机构的区域医疗信息化建设的阻碍因素、不同经济收入医疗机构对区域医疗信息化建设评价。

表4－6　不同经济收入医疗机构各维度得分的比较（$\overline{X} \pm s$）

维度	<3000 万元	3000 万～5000 万元	5001 万～7000 万元	>7000 万元	F 值	P 值
维度 1	18.73 ± 1.778	19.06 ± 3.501	19.30 ± 1.626	19.50 ± 2.064	0.479	0.698
维度 2	35.77 ± 4.461	34.38 ± 2.915	33.47 ± 4.506	31.50 ± 4.764	4.315	0.006
维度 3	20.77 ± 2.409	21.72 ± 2.289	20.60 ± 2.362	19.75 ± 3.417	2.722	0.048
合计	75.27 ± 5.994	75.16 ± 6.501	73.37 ± 6.370	70.75 ± 8.476	2.415	0.070

四、调查结果分析

（一）样本医疗机构基本情况描述性分析

1. 样本医疗机构类别构成

在样本医疗机构类别构成中，综合性医院占74.38%，中医院和中西医结合医院占9.92%，专科医院占15.70%。如图4-1所示。

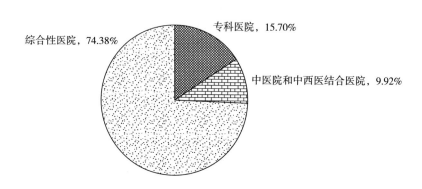

图4-1 样本医疗机构类别构成

2. 样本医疗机构等级构成

在样本医疗机构等级构成中，三级甲等占9.09%，三级乙等占3.31%，二级甲等占47.11%，二级乙等占31.40%，一级甲等占9.09%。如图4-2所示。

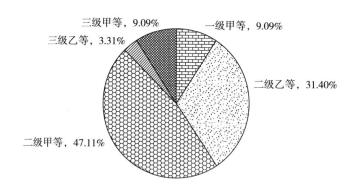

图4-2 样本医疗机构等级构成

3. 样本医疗机构性质构成

在样本医疗机构性质构成中，政府办占91.74%，企业办和民营资本办占8.26%。如图4-3所示。

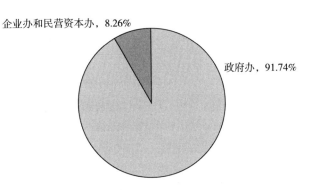

图4-3 样本医疗机构性质构成

4. 样本医疗机构隶属关系构成

在样本医疗机构隶属关系构成中，省级医院占4.13%，地市级医院占15.70%，县级医院占80.17%。如图4-4所示。

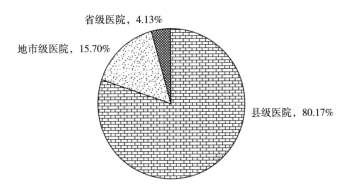

图4-4 样本医疗机构隶属关系构成

5. 样本医疗机构是否纳入基本医疗保险定点机构构成

样本医疗机构全部纳入基本医疗保险定点机构构成中，门诊定点占0.83%，住院定点占5.79%，门诊和住院定点占93.39%。如图4-5所示。

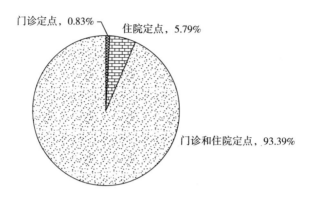

图4-5 样本医疗机构全部纳入基本医疗保险定点机构构成

6. 样本医疗机构编制床位数构成

样本医疗机构编制床位数构成中，＜100张床占15.70％，100～300张占33.88％，300～500张占23.97％，＞500张占26.45％。如图4-6所示。

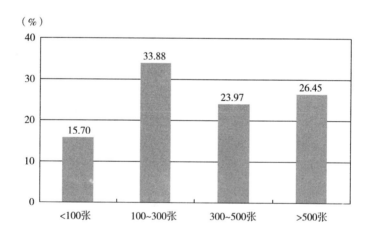

图4-6 样本医疗机构编制床位数构成

7. 样本医疗机构总收入构成

在样本医疗机构2009年总收入构成中，＜3000万元占18.18％，

3000 万～5000 万元占 26. 45%，5000 万～7000 万元占 35. 54%，＞7000 万元占 19. 83%。如图 4－7 所示。

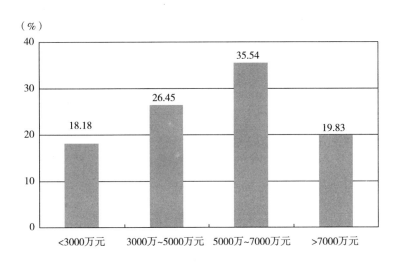

图 4－7 样本医疗机构 2009 年总收入构成

（二）样本医疗机构信息化应用情况分析

1. 医疗信息系统使用情况

统计结果显示：以财务收费为主体的信息系统（医院管理信息系统）使用率较高，如门急诊划价收费系统使用率达 88. 3%，住院管理信息系统达 62. 0%；临床信息系统使用率较低，医嘱管理系统使用率只有 25. 6%，电子病历使用率仅有 24. 8%（见图 4－8）。

进一步分析发现，医院级别不同，信息系统使用率存在差异，二级医疗机构信息系统使用水平远低于三级医疗机构，特别是在医嘱管理系统、电子病历、PACS 系统、实验室（检验科）信息系统等临床信息系统的使用上差异明显。医嘱管理系统、电子病历、PACS 系统、实验室（检验科）信息系统是实现区域医疗信息共享所必须具备的系统功能，没有安装使用这些信息系统，医疗机构将没有工具去实现区域协同医疗服务，实现信息

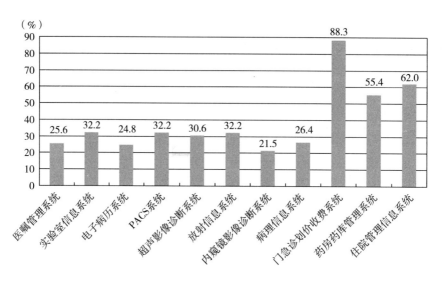

图 4 - 8　样本医疗机构信息系统使用情况

共享。大部分基层医疗机构在医嘱管理系统、电子病历使用率为零。如图 4 - 9 所示。

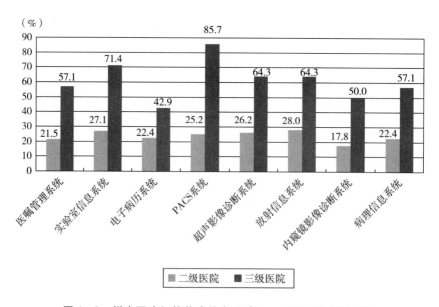

图 4 - 9　样本医疗机构临床信息系统二、三级医院使用情况

2. 医疗信息系统建设情况

医疗机构正在逐渐加大对医疗信息系统的投入。在121个调查对象中，有12.4%正在建设医嘱管理系统，48.8%计划在未来三年拟开始建设，16.5%没有建设的打算；8.3%的计划在未来三年内开始建设实验室（检验科）信息系统，59.5%的没有建设的打算；5.0%的正在建设电子病历系统，29.8%的计划在未来三年内开始建设，38.8%的没有建设的打算；3.3%的计划在未来三年内开始建设PACS系统，66.1%的没有建设的打算。如图4－10所示。

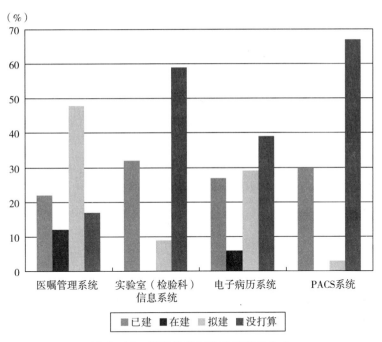

图4－10　医疗信息系统建设情况构成

卫生信息标准和联网是实现区域医疗信息互联互通、共享的关键。在现有信息系统建设中，采用了已颁布的卫生信息标准的仅占23.97%，未采用卫生信息标准的占76.03%；实现了院内联网的只有26.45%，未实现院内联网的有73.55%（见图4－11、图4－12）。由此可见，医疗机构存在大量的"信息孤岛"现象，进一步分析发现，即选择实现了院内联网和采用了信息标准的医疗机构在信息化使用上，大部分仅限于以收费为主的管理系统，临床信息系统使用得较少。

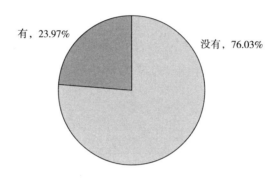

图 4 - 11　样本医疗机构信息标准采用情况

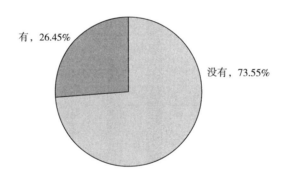

图 4 - 12　样本医疗机构实现院内联网构成比

3. 医疗机构信息化建设资金和方式

通过对样本医疗机构信息化建设资金来源统计分析，结果显示，自筹占 76.86%，政府财政拨款仅占 23.14%。认为信息化建设最大的困难，缺乏资金占 60.33%，排第一；缺乏信息技术人才 32.23%，排第二；使用人员素质占 7.44%，排第三（见图 4 - 13 和图 4 - 14）。通过深入访谈，被调查医疗机构希望在信息化建设中得到的帮助和支持主要是经济（资金）支持、技术帮助、信息技术人才和成熟适用符合标准的软件。从中可以看出，当前医疗机构的信息化建设资金主要来自医疗机构自筹，国家及政府对医疗机构临床业务系统几乎没有投入。从文献来看国家在区域信息化投入主要集中在满足公共卫生或卫生管理方面的需求。缺乏资金和高素质的信息技术人员是当前医疗机构信息化建设的主要障碍之一。

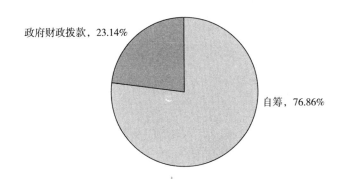

图4-13　样本医疗机构信息化建设资金来源

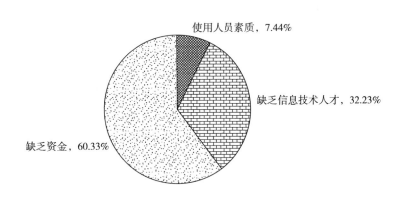

图4-14　样本医疗机构信息化建设最大困难

从信息系统开发方式来看，委托开发的占4.96%，合作开发的占4.96%，购买产品软件的占90.08%。在系统升级维护方面，对现有信息系统有改造、升级意愿的占94.21%，没有的占5.79%。自己做维护的占

33.06%，其中，满意的占52.5%，不满意的占47.5%；委托别人做维护、升级的占66.94%，其中，满意的占85.2%，不满意的占14.8%（见图4－15、图4－16）。调查结果显示：医疗机构信息化建设以合作开发和购买产品软件为主，主要是购买产品软件，因此，软件供应商产品是否执行卫生信息标准以及所运用的信息技术，都对后续医疗机构信息的互通、互换产生重要的影响。另外，国内软件供应商在与医疗机构合作开发系统时，往往以单个医疗机构业务流程和个性化需要进行研发，产品的复制能力差，只适应本医疗机构，后续需要培养熟悉本系统的人员进行专门维护和管理，通用性差，且系统升级成本较大。

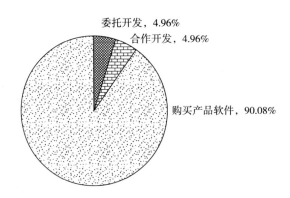

图4－15　样本医疗机构信息系统开发方式

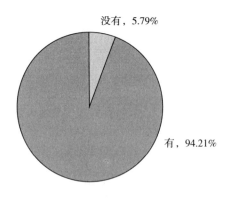

图4－16　对信息系统改造、升级愿望

4. 机构设置及人员配置

调查显示，医疗机构设有专门信息化部门的占20.66%，没有专门信息部门的占79.34%；有专职信息部门负责人的占19.83%，没有专职信息部门负责人的占80.17%；拥有专职信息管理人员平均3人左右，其中，三级医疗机构平均2人，三级以下医疗卫生机构平均1人。与2005年中国医院协会信息管理专业委员会对482所医院信息化全职员工人数调查结果相一致（见图4-17、图4-18）。说明经过这么多年的信息化推广，医疗机构在信息化部门建设和人员配置上依然重视不够，机构设置不健全、信息化技术管理人员不足等，是区域医疗信息化进程中需面对的问题。这可能与我国医疗机构补偿机制不健全，国家投入不足，医疗机构大部分靠自我经营维持生存和发展，难以负担大量信息化管理人员的费用和开支有关。

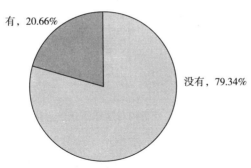

图4-17 医疗机构是否有专门信息化部门

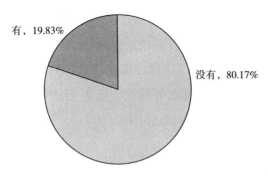

图4-18 医疗机构是否有专门信息部门负责人

（三）区域医疗信息化利益评价

对区域医疗信息化，统计结果分析显示：了解的占 49.59%，听说过的占 42.98%，不了解的仅占 7.44%（见图 4 - 19）。这说明区域医疗信息化虽然在我国起步较晚，发展时间较短，但其作为我国医疗改革的"一剂"良药，尤其是在 2009 年新医改方案的推动下，已得到了大家的一致关注和认可。

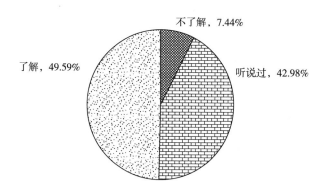

图 4 - 19　样本医疗机构对区域医疗信息化的了解

调查显示：认为区域医疗信息化有助于提高对患者的诊疗/护理质量的占 86.0%，不同意或非常不同意的占 1.7%。通过区域医疗信息网络，参与医疗机构可以共享患者的诊疗信息和检查/检验信息，当一个患者从一个参与区域医疗信息化的医疗机构转入另一个医疗机构时，被转入医疗机构可以通过网络调阅他的既往诊疗信息，这样可以提高诊断的及时性，避免浪费时间在重复进行的不必要检验、检查上，尤其是对抢救病人，时间尤显重要。

84.3% 的被调查医疗机构认为区域医疗信息化有助于减少重复检查、检验，降低患者的医疗费用支出，仅有 1.7% 认为不能减少重复检查、检验，降低患者的医疗费用开支。不能减少重复检查、检验的原因可能：一是医务人员认为重复进行这些是必要的，不愿花费时间去寻找结果（我国检查、检验项目尚没有开展标准化达标，各医疗机构的检验方法、结果差异较大，结果可能没有用）；二是我国区域医疗信息化立法不健全，对医疗机构间检验、检查结果互认尚没有法律上的保证。但总体而言，区域医疗信息共享有助于减少重复检查、检验，不必要的治疗，降低患者的医疗费用支出。

82.6%的被调查对象相信区域医疗信息化有助于降低医疗差错事故，提高医疗安全。医务人员通过区域医疗信息网络获取患者既往全面的诊疗信息，从而避免医疗差错和延误治疗。

95.04%的被调查医疗机构相信区域医疗信息化建立的在线远程会诊、医学影像诊断有助于提高基层医疗机构诊治水平（见图4－20）。培养一支稳定的、致力于基层医疗工作的队伍，是当前我国面临的现实问题，基层医务人员的知识技能水平决定了医疗机构的服务能力，适宜需求的服务能力和区域各级医疗机构有效地协调工作才能赢得公众的信赖。在资源极其有限供给难以满足需求的情况下，基层医务人员知识与技能的提升必须创新模式。区域医疗信息化建立的在线远程会诊、医学影像诊断，使基层医务人员在与上级医疗机构专家进行实时在线的、互动的病案讨论和联合会诊中获得专家的指导，以提高诊断能力。

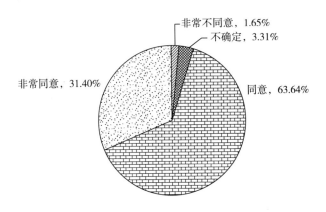

图4－20　区域医疗信息化提高基层医疗机构诊治水平

88.4%的被调查医疗机构同意或非常同意区域医疗信息化有助于医疗机构间建立持续的协同关系，为患者提供高品质的连续治疗。

区域医疗信息化能否带来经济收益（增加收入）是一个非常重要的问题，统计结果显示：74.38%被调查医疗机构认为会带来经济收益，仅有25.62%被调查医疗机构认为不会带来经济收益（见图4－21所示）。任何一个组织都不会投资不能带来收益的项目，如果没有经济收益和其他利益的驱动，医疗机构将没有热情参与区域医疗信息化建设。事实上，调查发现大多数医疗机构管理者认为参与区域医疗信息化能带来经济收益。通过深入访谈，被调查医疗机构认为可能会带来以下几方面的潜在收益：①增收病人，获取经济利益；②利用远程治疗，让患者不必转院也能享受到最佳治疗，减少病人外流；③有助于提高治疗水平，减少重复检查从而取得病人的信任留住病人，带来经济收益；④医疗服务水平的提高必然使当地群众受益，从而增加收益；⑤改善医院管理，提高医疗服务质量，降低成本，间接带来经济效益；⑥加强服务能带来效益；⑦资源整合，降低成本，提高效率；⑧更加方便服务患者，提高效率和病人满意度，可增加病号量，提高经济收益；⑨扩大产业链降低产品物流成本，提高工作效率，增加病人的认可度；⑩提高基层医疗机构的诊疗水平，从而减少误诊，对提高医疗机构的品牌有明显的作用。此外，在认为不能带来经济收益的理解中，主要原因有：①要看投入资金及管理成本的多少与时间运输的长短，

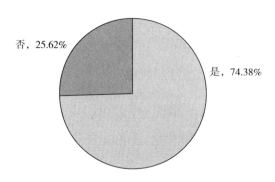

图4－21 区域医疗信息化能否带来经济收益

短期内是不会有什么效益的；②往往造成病人上转而不是下转，从而影响经济效益；③医疗差错是人在实际工作中随时发生的，协同只能在事后处理医疗差错中起作用；④上级医院专家是否有足够的时间参与下级医院的众多会诊，可行性低；⑤协同医疗服务是提高医疗水平，对经济效益的影响较少，即便有增加，也非常之少；⑥容易引起费用问题等。

（四）区域医疗信息化建设阻碍因素分析

1. 政府及相关职能部门的协调、监管机制

在接受调查的有效样本医疗机构中，81.82%认为政府及相关职能部门的协调、监管机制会影响区域医疗信息化建设，仅有18.18%认为不可能。如图4-22所示。省地市级医疗机构和县级医疗机构无统计学显著差异（$\chi^2 = 5.053$，$P = 0.080$）。

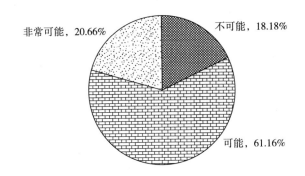

图4-22　政府及相关职能部门的协调、监管机制对区域医疗信息化建设影响

区域医疗信息化涉及区域整体医疗资源区域配置规划和各级各类医疗卫生机构资源整合，要打破机构和单位本位主义束缚，涉及众多不同利益取向的部门。因此，要在政府及相关职能部门建立相关的协调、监管机制。

2. 地方政府在本地医疗机构信息化建设资金投入不足

80.17%非常可能或可能认为地方政府在本地医疗机构信息化建设资

金投入不足严重影响了区域医疗信息化的建设，如图 4 - 23 所示。省地市级医疗机构和县级医疗机构有统计学显著差异 ($\chi^2 = 10.253$，$P = 0.008$)。

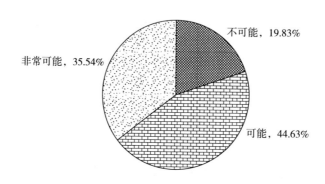

图 4 - 23   地方政府对本地医疗卫生机构信息化建设资金投入不足

根据文献研究发现，国外国家级或区域级区域医疗信息化建设一般采用异构系统接口的方式，即建立一个数据交换平台，与医疗机构信息系统进行数据连接，通过接口获取医疗机构的医疗数据。而我国政府对医疗机构的信息化建设几乎没有任何投入，有限地投入大部分集中在满足公共卫生或卫生管理方面的需求上。如果按照国外的模式即使国家或地方政府建立了数据交换平台，但由于参与医疗机构没有与之匹配的临床信息系统采集数据，诊疗信息的互联互通、共享将无法实现，没有一定数量医疗机构的参与，构建区域医疗信息化的目标就无法实现。建设具有较高应用水平的医疗机构信息系统，没有地方政府的资助，单靠医疗机构的投入，以传统模式建设难以完成。

3. 国家对医疗信息系统建设缺乏整体设计、规划

对接受调查的有效样本医疗机构统计分析，结果显示：90.91% 可能认为国家对医疗卫生信息系统建设缺乏整体设计、规划，是影响区域医疗信息化建设的阻碍因素，仅有 9.10% 的不可能，如图 4 - 24 所示。省地市级医疗机构和县级医疗机构无统计学显著差异 ($\chi^2 = 1.945$，$P = 0.631$)。

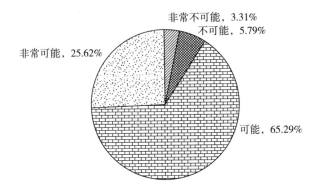

图 4 – 24　国家对区域医疗卫生信息化建设缺乏整体设计、规划

国家缺乏整体规划和顶层设计，未来发展方向和道路不明确，是困扰着基层医疗机构参与区域医疗信息化的因素之一。随着国家新医改方案的出台和卫生部"十二五"规划的完成，这个问题已逐步得到了解决。

4. 完整、成熟的卫生信息标准

调查显示：83.45% 非常可能和可能拥有完整、成熟的卫生信息标准是影响区域医疗信息化建设的阻碍因素。如图 4 – 25 所示。省地市级医疗机构和县级医疗机构无统计学显著差异（$\chi^2 = 1.609$，$P = 0.673$）。

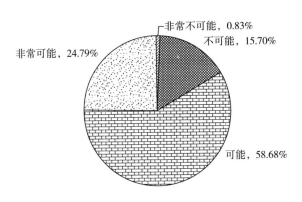

图 4 – 25　完整、成熟的卫生信息标准

卫生信息标准关系到医疗机构间信息的共享是否能够实现，若没有统一的、规范的卫生信息标准，医疗机构间采集的信息将无法实现互联互通、整合，区域医疗信息共享将无法实现。

5. 软件供应商不了解医疗行业，及对卫生信息标准采纳不足

分析显示：89.25%非常同意和同意认为软件供应商不了解医疗行业，及对卫生信息标准采纳不足会影响区域医疗信息化建设，仅有10.75%认为不可能或非常不可能。如图 4 - 26 所示。省地市级医疗机构和县级医疗机构无统计学显著差异（$\chi^2 = 1.744$，$P = 0.580$）。

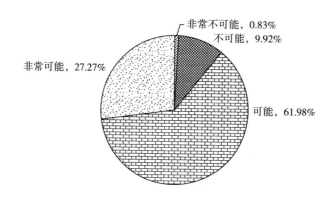

图 4 - 26　软件供应商不了解医疗行业及对卫生信息标准采纳不足

我国从事医疗行业开发的软件供应商普遍不具有医疗服务行业经验，对医疗服务行业的特性不了解，缺乏对医疗服务行业业务流程梳理和管理的能力。国内医疗机构大部分 HIS 运用的 IT 技术工具层次低，采用传统技术架构为主，卫生信息标准采纳不足，数据挖掘等先进的管理工具运用较少，不能满足区域医疗信息化的要求。卫生部相关部门虽然已经颁布了一部分区域医疗信息化建设信息标准，但离需要还有较大距离。医疗机构信息系统是否采用卫生信息标准对区域医疗信息化能否成功运行至关重要，政府有必要出台相关文件要求软件供应商强制采用相关标准和论证标准。

6. 医疗机构自身经济状况

统计分析发现，认为医疗机构自身经济状况是影响区域医疗信息化建

设的阻碍因素的占 69.42%，如图 4 - 27 所示。省地市级医疗机构和县级医疗机构有统计学显著差异（$\chi^2 = 18.560$，$P < 0.001$）。

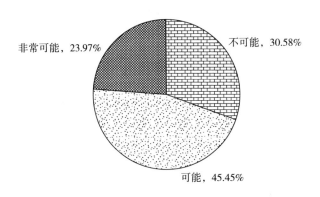

图 4 - 27　医疗卫生机构自身经济状况

困扰医疗行业发展的主要矛盾依然是补偿机制不健全，大部分医疗机构靠自我经营维持生存和发展，尤其基层医疗机构业务能力不足，收入低，经济状况较差，没有多余的资金投入到信息化建设上去。

7. 医疗机构对信息化投入不足，信息系统应用水平低

统计分析显示：认为医疗机构信息化投入不足、信息系统应用水平低是影响区域医疗信息化建设的阻碍因素占 66.94%，如图 4 - 28 所示。省地市级医疗机构和县级医疗机构有统计学显著差异（$\chi^2 = 20.894$，$P < 0.001$）。

医疗机构对信息化投入不足的原因除了受自身经济状况影响外，管理层对区域医疗信息化认识不足也是其重要原因，不愿意投资在信息化建设上，或将大部分有限资金花在硬件购买上，忽视对高质量软件的购买，造成投入的不足和不合理（刘杰、冯蕾，2009）。没有合格的信息系统采集数据，区域医疗信息化将难以完成，据调查显示：2005 年我国医疗机构信息化投资额平均为医院医疗收入的 0.69%（陈春涛，2008）。

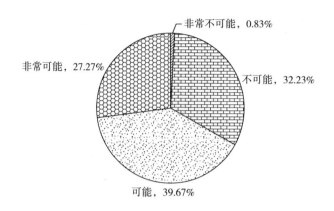

图 4 - 28   医疗卫生机构对信息化投入不足，信息系统应用水平低

8. 医疗机构担心对医疗数据失去控制和医疗信息安全

统计分析发现：76.86% 非常可能或可能认为医疗机构担心失去对医疗数据控制和医疗信息安全是阻碍区域医疗信息化建设的因素，仅有23.14% 的不可能或非常不可能，如图 4 - 29 所示。省地市级医疗机构和县级医疗机构无统计学显著差异（$\chi^2 = 3.173$，$P = 0.371$）。

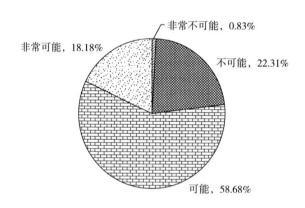

图 4 - 29   医疗卫生机构担心对医疗数据失去控制和医疗信息安全

9. 信息技术人才匮乏

统计分析发现：72.72% 非常可能或可能认为医疗机构缺乏信息技术

人才是影响区域医疗信息化建设的阻碍因素，27.27%的不可能或非常不同意（见图4－30）。省地市级医疗机构和县级医疗机构有统计学显著差异（$\chi^2 = 11.012$，$P = 0.012$）。

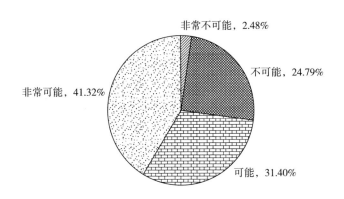

图4－30　信息技术人才匮乏

通过深入访谈，被调查医疗机构希望在信息化建设中得到帮助和支持中排在第三位的就是信息技术人才。调查显示我国77%的医院IT人员编制在10人以下。除了人员编制不足外，信息技术人员的业务技术水平也难以满足要求，这可能与医疗行业收入相比IT行业偏低，职业发展受限有关。

10. 区域医疗信息化建设和运营模式

统计分析发现：83.47%非常可能或可能认为区域医疗信息化建设和运营模式不成熟是影响区域医疗信息化建设的阻碍因素，16.3%的不可能或非常不可能。如图4－31所示。省地市级医疗机构和县级医疗机构无统计学显著差异（$\chi^2 = 0.659$，$P = 0.656$）。

国家级（或区域）医疗信息化建设在国内外都是一个新事物，国内外均没有成功的范例可以借鉴。我国区域医疗信息化是以政府投入为主，除政府投资外，其他投资途径不足，总让国家投入是经营不下去的，因此建立和探索一个适合我国医疗环境、经济状况，具有可持续发展、自我生存

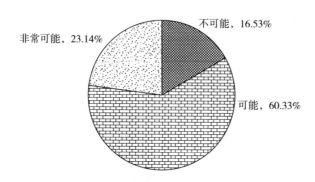

图4-31 区域医疗信息化建设方式和运营模式不成熟

能力的建设和商业运营模式，是关系到区域医疗信息化建设能否建立和长久运营的关键。

11. 相关法律、法规，配套的医疗政策和医疗保险支付模式

92.56%非常可能或可能认为相关法律、法规，配套的医疗政策和医疗保险支付模式是影响区域医疗信息化建设的阻碍因素，7.44%的不可能或非常不可能。如图4-32所示。省地市级医疗机构和县级医疗机构无统计学显著差异（$\chi^2 = 0.479$，$P = 0.937$）。

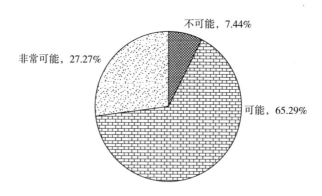

图4-32 相关法律、法规，配套的区域医疗政策和医疗
保险支付模式等对区域医疗信息化影响

区域医疗信息化建设，不仅是技术实施项目，也是传统医疗服务模式改变的过程，如医疗机构间的双向转诊、检验检查结果互认、上级医院的诊断，下级医院如何认可等（湘海泉，2007）。此外，患者的治疗在多医疗机构完成，需要相应的医疗责任认定法律；患者隐私保护、医疗信息所有权、信息使用权、电子医疗文档法律效力等对法律的制定和技术支持提出了新的要求。相关法律、法规，医疗政策、医疗保险支付制度的衔接等相应的管理规范的缺失是影响区域医疗信息化建设和运行的瓶颈。

（五）区域医疗信息化建设评价

调查显示：81.82%非常同意或同意认为建立一个区域医疗信息化患者唯一身份识别号（卡）是必要，仅有5.79%认为不需要或非常不需要。建立一个区域内患者身份识别号（卡）能够作为识别患者身份的有效工具，使用该唯一识别号（卡）能够有效归集患者分散的诊疗信息，统一数据采集和检索方式，便于医务人员快速检索获取所需信息。此外，使用这个唯一身份识别号（卡）有助于保护患者的隐私安全，患者不提供识别卡和密码，任何人和机构都没有办法获取患者的信息。

79.34%被调查医疗机构认为：没有政府和社会资源（如金融、电信）提供支持，医疗机构没有能力完全依靠自己独力完成本机构信息系统建设的费用，10.74%不确定，仅有9.92%不同意（见图4-33）。区域医疗信息化建设需要投入巨额资金，这就需要充分调动政府和社会的资源，寻找一个互赢的模式，如政府提供政策支持，电信提供带宽服务，银行提供结算、贷款业务等，大家一起来做项目。

对于区域医疗信息网络建设、运营和维护，83.47%被调查医疗机构认为国家和地方政府必须提供资金支持（见图4-34）。参与区域医疗信息化获取经济收益需要较漫长的时间，而系统的建设、维护需要花费大量的人力、物力，因此，在系统建设初期参与医疗机构较少的情况下，国家和地方政府需要提供必要的资金投入。

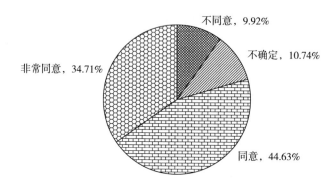

图 4-33　医疗机构独力完成信息系统建设能力

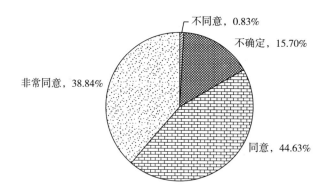

图 4-34　国家和政府必须为区域医疗信息化建设提供资金支持

调查显示：90.08％样本医疗机构认为国家和地方政府需要建立区域医疗信息系统运行协调机制（或机构）。区域医疗信息共享涉及众多部门的利益，如诊疗机构自身利益的保护、区域资源的规划和整合等，这些不是单个医疗机构能够解决的，需要政府及相关职能部门共同承担这个责任，建立一个协调机制（或机构），平衡各相关方利益。

作为政府信息化建设的重要职责，93.38％被调查样本医疗机构认为国家应该制定区域医疗信息化建设整体规划和区域医疗信息交换技术标准。区域医疗信息化建设关键是医疗机构间患者诊疗信息的互联互通、互换共享，统一数据采集、存储和交换标准是实现区域医疗信息化的基础。

目前，我国在信息标准制定上远远落后于实践探索，国内现有区域医疗信息化建设项目尚没有一个统一的、完整的、具有指导意义的区域医疗信息化建设信息标准体系。

2. 四种有代表性的区域医疗信息化建设模式评价

从 2003 年卫生部出台《全国卫生信息化发展规划纲要（2003～2010年）》到 2006 年科技部、卫生部启动了"十一五"重大科技攻关支撑项目"区域协同医疗服务示范工程"以来，全国各地以信息技术带动医疗改革的区域医疗信息化建设试点项目取得了一定进展，已经初步形成了四种有代表性的模式。①横向整合模式（调查问卷称为模式一）：由地方卫生行政管理部门牵头，横向整合医疗服务，统一建立社区卫生服务系统或医院集团，社区卫生服务系统内各社区医疗机构安装使用统一的业务软件，医院则采用异构系统接口的方式集成、连接集团内不同医院，如沈阳市和平区实现了全区社区卫生服务信息化管理和上海申康"医联工程"。②纵向整合模式（调查问卷称为模式二）：以大医院（或地区中心医院）为中心，外联若干个社区卫生服务站（中心）（任连仲，2008），实现双向转诊和医疗信息共享。如东南大学附属中大医院与南京市长江社区的双向转诊医疗服务网络（刘杰、冯蕾，2009）。③模式三（调查问卷）：建立统一的数字化中央集成平台，以此平台采用异构系统接口的方式集成、连接全市各级各类不同医院、社区的信息系统，实现医疗信息共享。如厦门市民健康信息系统（傅征、梁铭会，2009）。④模式四（调查问卷）：建设一个统一的区域性数字化医疗服务信息平台（含医疗机构业务应用系统）和区域性数据中心，医疗机构以交服务费的方式，使用信息平台提供的软、硬件服务，实现医疗信息共享。如华西医院构建的区域性数字化医疗信息平台①。

（1）模式一。对接受调查的有效样本医疗机构统计分析，结果显示：

---

① 四川大学华西医院. 国家科技支撑计划课题执行情况验收自评报告——区域协同医疗服务示范工程［R］. 2009.

36.3%认为模式一非常好或好，36.4%认为一般，20.7%认为不好，仅有6.6%认为非常不好。省地市级医疗机构和县级医疗机构无统计学显著差异（$\chi^2 = 1.227$，$P = 0.877$）。

（2）模式二。统计分析结果显示：41.4%认为模式二非常好或好，35.5%认为一般，17.4%认为不好，仅有5.8%认为非常不好。省地市级医疗机构和县级医疗机构无统计学差异（$\chi^2 = 2.962$，$P = 0.554$）。

（3）模式三。统计分析结果显示：26.4%认为模式三非常好或好，53.7%认为一般，19.8%认为不好或非常不好。省地市级医疗机构和县级医疗机构无统计学显著差异（$\chi^2 = 4.169$，$P = 0.331$）。

（4）模式四。统计分析结果显示：37.2%认为模式四非常好，33.1%认为好，24.0%认为一般，仅有5.8%认为不好或非常不好。省地市级医疗机构和县级医疗机构无统计学显著差异（$\chi^2 = 9.640$，$P = 0.056$）。说明大家对模式四的认可趋于一致，这可能与西部地区医疗服务现状和医疗机构信息化建设现状实际情况符合度高有关。

四种有代表性的区域医疗信息化建设模式评价如表4 - 7所示。

表4 - 7　四种有代表性的区域医疗信息化建设模式评价　　单位:%

项目		合计（n = 121）	省地市级医疗机构（n = 24）	县级医疗机构（n = 97）
		构成比	构成比	构成比
模式一	非常好	9.9	4.2	11.3
	好	26.4	29.2	25.8
	一般	36.4	37.5	36.1
	不好	20.7	20.8	20.6
	非常不好	6.6	8.3	6.2
模式二	非常好	8.3	8.3	8.2
	好	33.1	25.0	35.1
	一般	35.5	37.5	35.1
	不好	17.4	16.7	17.5
	非常不好	5.8	12.5	4.1

项目		合计（n＝121）	省地市级医疗机构（n＝24）	县级医疗机构（n＝97）
		构成比	构成比	构成比
模式三	非常好	4.1	8.3	3.1
	好	22.3	33.3	19.6
	一般	53.7	45.8	55.7
	不好	19.0	12.5	10.6
	非常不好	0.8	0	1.0
模式四	非常好	37.2	25.0	40.2
	好	33.1	25.0	35.1
	一般	24.0	37.5	20.6
	不好	4.1	12.5	2.1
	非常不好	1.7	0.0	2.1

（5）模式选择上。统计分析结果显示：71.9%选择模式四，12.4%选择模式二，6.6%选择模式三，9.1%选择模式一。在模式选择上，省地市级医疗机构和县级医疗机构存在统计学显著差异（$\chi^2 = 32.110$，$P < 0.001$）。如表4－8和图4－35所示。

表4－8　四种有代表性的区域医疗信息化建设模式选择情况　单位:%

项目	构成比		
	合计	省地市级医疗机构	县级医疗机构
模式一	9.1	8.3	9.3
模式二	12.4	33.3	7.2
模式三	6.6	25.0	2.1
模式四	71.9	33.3	81.4

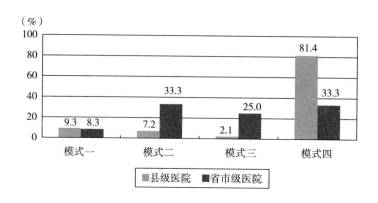

图 4 - 35   不同隶属医疗机构选择四种模型情况

通过现场访谈和对调查资料深入分析，结果表明：

选择模式一的被调查医疗机构认为：①可以协调平衡各机构的运营；②数据中心只存储医疗协同所需要交换的数据，便于信息共享；③适合业务简单的社区医疗卫生机构；④政策上难以整合医院资源，需政府支持。

选择模式二的被调查医疗机构认为：①地区中心医院（大型医院）代表本区域最高水平，且区域半径大，便于沟通，方便快捷；②共享医疗质量，提高医疗服务效率，加强管理，降低成本；③医疗机构尤其是公立医院隶属地方政府，涉及地方政府，模式二更具有操作性；④最需要技术支持，提高工作效率；⑤切合中国实际和市场需要。

选择模式三的被调查医疗机构认为：①可以协调平衡各机构的运营；②数据中心只存储医疗协同所需要交换的数据，是网络运行状况最适应的；③既统一又能实现医院信息的相对严密性。

选择模式四的被调查医疗机构认为：①解决了信息系统平台建设及维护费用；②县级医院信息化水平不高，缺乏可靠的资金来源和维护、管理人员，需要政府支持整合；③简捷及快，资金来源有保障；④医院及医务人员只需关心临床业务活动，而不必为信息系统出故障而担心；⑤便于信息交换，能协同统一，统一标准，统一管理，防止各家系统各异，凌乱不齐，便于规范；⑥经济、方便、高效、可实施性强；⑦有利于信息共享，便于信息维护与信息的可靠、及时，具有科学性、可持续性；⑧可行性好些，减少区域医疗信息化的前期投入，但需要相关管理机构出面负责；⑨保护系统的维护和数据的管理，数据交换也容易实现；⑩节省资金，信息资源共享；⑪最大的资源共享，减少建设费用及维护人力经费；⑫操作性更强，只有通过一个强大的第三方才能整合各个医疗机构之间的利益与合作。

综上所述，选择模式四参与区域医疗信息化建设的比例远高于其他模式。区域医疗信息化建设是一个需要持续高投入的项目，对医疗机构信息化和人力资源要求较高，以传统模式先完成医疗机构信息化建设，再进行区域医疗信息的互联互通，与西部地区医疗机构现状不相符。

五、选择模式四影响因素的
Logistic回归模型分析

构建一个符合区域实际情况，具有自我运营、自我生存能力和运营可持续发展的区域医疗信息化建设模式，是当前区域医疗信息化建设急需探讨和思考的。从上文分析可以看出，在国内现有四种有代表性的区域医疗信息化建设模式中，模式四具备这些基本特征，也是被调查样本医疗机构选择最多的模式（71.9%选择模式四），远高于其他三种模式。为了深入了解影响模式四选择的相关因素及重要因素，本节从医疗机构基本特征（如医疗机构等级、类别、性质、隶属关系、病床规模和经济收入等）、医疗机构信息化建设（包括信息系统使用情况、建设情况、资金来源、开发方式等）、区域医疗信息化建设阻碍因素和区域医疗信息化建设评价等方面，运用Logistic回归模型和结构方程，对各相关因素进行分析，旨在为西部地区区域医疗信息化建设顺利实施提供理论依据。

（一）单因素分析结果

根据对医疗机构信息化与区域医疗信息化建设调查分析结果和选择模式四为分析对象，确定模式四选择影响因素框架（见图4-36），对调查因素进行赋值（见表4-9）和单因素分析（见表4-10至表4-13）。因变量赋值为调查结果选择模式四的，取 $Yi=1$；选择其他模式的，取 $Yi=0$。

表4-9 影响选择模式四的多因素 Logistic 分析变量分级与赋值

影响因素	变量名	赋值说明
机构类别	X1	综合医院＝3，中医和中西医结合医院＝2，专科医院＝1
机构等级	X2	三级甲等＝5，三级乙等＝4，二级甲等＝3，二级乙等＝2，一级＝1
机构隶属关系	X3	省级医院＝3，地市级医院＝2，县级医院＝1
机构规模（床位数）	X4	＜100张＝1，100～300张＝2，300～500张＝3，＞500＝4
机构规模（经济状况）	X5	＜3000万元＝1，3000万～5000万元＝2，5000万～7000万元＝3，＞7000万元＝4
信息系统使用	X6	有临床信息系统（医嘱管理系统、电子病历、LIS和PACS）任意4项＝4，任意3项＝3，任意2项＝2，任意1项＝1，无临床信息系统＝0
信息系统建设	X7	已建或在建临床信息系统（医嘱管理系统、LIS、电子病历和PACS）＝3，拟建＝2，无打算＝1
资金来源	X8	自筹＝0，政府财政拨款＝1
系统开发方式	X9	委托开发＝3，合作开发＝2，购买产品软件＝1
信息标准使用	X10	没有＝0，有＝1
是否有专门的信息化部门	X11	没有＝0，有＝1
是否有专职信息化部门负责人	X12	没有＝0，有＝1

续表

影响因素	变量名	赋值说明
系统升级意愿	X13	没有 = 0，有 = 1
系统建设困难	X14	缺乏资金 = 3，缺乏信息技术人才 = 2，使用人员素质 = 1
协调监管机制	X15	非常可能 = 4，可能 = 3，不可能 = 2，非常不可能 = 1
地方政府资金投入不足	X16	非常可能 = 4，可能 = 3，不可能 = 2，非常不可能 = 1
完整、成熟的卫生信息标准	X17	非常可能 = 4，可能 = 3，不可能 = 2，非常不可能 = 1
供应商信息标准采纳不足	X18	非常可能 = 4，可能 = 3，不可能 = 2，非常不可能 = 1
医疗机构自身经济状况	X19	非常可能 = 4，可能 = 3，不可能 = 2，非常不可能 = 1
医疗机构信息化投入不足	X20	非常可能 = 4，可能 = 3，不可能 = 2，非常不可能 = 1
信息技术人才匮乏	X21	非常可能 = 4，可能 = 3，不可能 = 2，非常不可能 = 1
建设和运营模式不成熟	X22	非常可能 = 4，可能 = 3，不可能 = 2，非常不可能 = 1
担心失去对医疗数据控制和医疗信息安全	X23	非常可能 = 4，可能 = 3，不可能 = 2，非常不可能 = 1
国家缺乏整体设计与规划	X24	非常可能 = 4，可能 = 3，不可能 = 2，非常不可能 = 1
法律法规、医疗/医保政策	X25	可能 = 0，不可能 = 1
建立唯一的身份识别号	X26	非常同意 = 5，同意 = 4，不确定 = 3，不同意 = 2，非常不同意 = 1
医疗机构没有能力独立完成信息化建设	X27	非常同意 = 5，同意 = 4，不确定 = 3，不同意 = 2，非常不同意 = 1
国家提供区域医疗信息化建设和维护资金支持	X28	非常同意 = 5，同意 = 4，不确定 = 3，不同意 = 2，非常不同意 = 1
国家制定规划和卫生信息标准	X29	非常同意 = 5，同意 = 4，不确定 = 3，不同意 = 2，非常不同意 = 1
国家/政府制定协调机制	X30	非常同意 = 5，同意 = 4，不确定 = 3，不同意 = 2，非常不同意 = 1

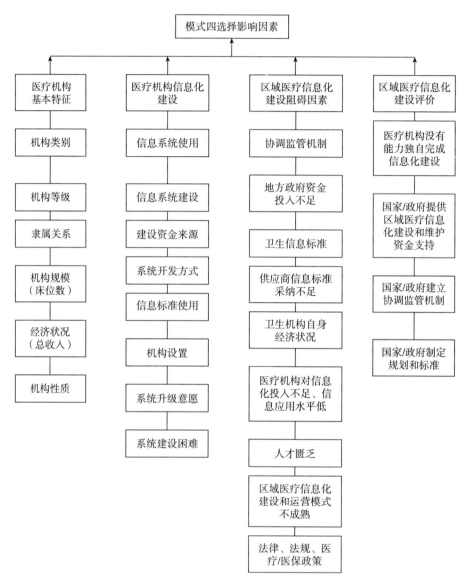

图 4-36　模式四选择影响因素框架示意图

1. 医疗机构基本特征

（1）机构类别。不同机构类别在选择模式四上差异无统计学意义（$\chi^2 = 1.073$，$P = 0.300$）。

（2）机构等级。不同机构等级在选择模式四上存在统计学意义（$\chi^2 =$ 20.135，$P < 0.001$），医疗机构级别越低，选择模式四的越多，可能级别越低自身信息水平越不高，越需要依赖外界的帮助。

（3）机构性质。没有统计学意义（$\chi^2 = 0.002$，$P = 0.999$），可能与被调查样本医疗机构以公有制为主有关。

表4-10　医疗机构基本特征选择模式四的 Logistic 回归单因素分析

自变量	偏回归系数 b	偏回归系数标准误 Sb	Wald χ^2	P	OR	OR 值95% 置信区间	
						上限	下限
机构类别	-0.295	0.285	1.073	0.300	0.744	0.426	1.301
机构等级	-1.550	0.345	20.140	<0.001	0.212	0.108	0.418
机构性质	20.343	12710.133	0.002	0.999	6.835	0.000	—
机构隶属关系	-1.840	0.452	16.540	<0.001	0.159	0.065	0.386
是否医疗保险定点机构	-19.965	12736.852	0.001	0.999	0.000	0.000	—
机构床位数	-1.857	0.347	28.630	<0.001	0.156	0.079	0.308
机构经济状况（2009年）	-1.587	0.333	22.730	<0.001	0.204	0.106	0.393

注：$P < 0.05$ 说明具有统计学意义。

（4）机构隶属关系。不同隶属关系在选择模式四上存在统计学差异（$\chi^2 = 16.541$，$P < 0.001$），县级医院选择模式四最高，说明选择模式四跟医疗机构隶属关系有关。

（5）是否医疗保险定点机构。与是否医疗保险定点机构无统计学意义（$\chi^2 = 0.001$，$P = 0.999$）。

（6）医疗机构规模（床位数）。不同医疗机构规模（床位数）在选择模式四上存在统计学意义（$\chi^2 = 28.631$，$P < 0.001$），医疗机构规模（床

位数）越大，选择模式四的越少，可能说明医院规模（床位数）越大，自身实力越强，投入信息化建设的能力越强，希望能主导信息化建设。

（7）医疗机构经济状况。医疗机构经济状况差异在选择模式四上存在统计学意义（$\chi^2 = 22.731$，$P = 0.001$），经济状况越好，选择模式四的越少，此结果与床位数对选择模式四具有一定相关性（$r = 0.740$，$P < 0.001$）。同上，可能经济实力强，投入信息化建设的能力越强，越希望主导信息化建设。

2. 医疗机构信息化建设

（1）信息系统使用。临床信息系统（CIS）使用较多的对模式四选择越少（$\chi^2 = 11.831$，$P = 0.001$），说明信息系统使用情况会影响对模式四的选择。

（2）信息系统建设。医嘱管理系统、实验室（检验科）信息系统、电子病历和影像信息系统（PACS）已建、在建、未来三年有建设计划和无建设计划在模式四选择上均有统计学差异（见表 4 - 10）。无建设计划的选择模式四的较多，可能说明模式四比较适合信息化建设能力较差的医疗机构。

（3）资金来源。在医疗机构信息化建设资金主要来源于自筹的，选择模式四的比例较高（$\chi^2 = 31.623$，$P < 0.001$）。提示资金可能是困扰西部地区医疗机构信息化建设的主要瓶颈。

（4）系统开发方式。不同系统开发方式在选择模式四上差异无统计学意义（$\chi^2 = 2.811$，$P = 0.094$）。

（5）信息标准使用。信息标准采用与否在选择模式四上差异无统计学意义（$\chi^2 = 0.189$，$P = 0.664$）。

（6）信息部门机构设置。没有专门的信息化部门和专职信息化部门负责人对模式四的选择较高，差异均有统计学意义（见表 4 - 11）。

（7）系统升级意愿。有无升级愿望的对选择模式四选择差异无统计学意义（$\chi^2 = 0.876$，$P = 0.349$）。

（8）系统建设困难。包括缺乏资金、缺乏信息技术人才、使用人员素质和推行阻力大四类，表明系统建设困难对选择模式四有影响（$\chi^2 =$ 27.758，$P < 0.001$），其中缺乏资金选择模式四最多，与资金来源对选择模式四的影响结果一致。

表 4 – 11　医疗机构信息化建设与选择模式四的 Logistic 回归单因素分析

自变量	偏回归系数 b	偏回归系数标准误 Sb	Wald χ^2	P	OR	OR 值 95% 置信区间	
						上限	下限
信息系统使用	− 0.592	0.172	11.831	0.001	0.553	0.395	0.775
信息系统建设							
医嘱管理系统	− 1.283	0.274	21.870	< 0.001	0.277	0.162	0.475
电子病历	− 0.874	0.280	9.717	0.002	0.417	0.241	0.723
实验室（检验科）信息系统	− 0.588	0.221	7.103	0.008	0.556	0.361	0.856
影像信息系统（PACS）	− 0.789	0.219	12.952	< 0.001	0.454	0.296	0.698
资金来源	− 3.008	0.535	31.623	< 0.001	0.049	0.017	0.141
系统开发方式	0.656	0.391	2.811	0.094	1.927	0.895	4.148
信息标准使用	0.214	0.492	0.189	0.664	1.238	0.472	3.247
机构设置							
是否有信息化部门	− 0.972	0.470	4.268	0.039	0.378	0.150	0.951
是否有专职信息化部门负责人	− 1.059	0.476	4.952	0.026	0.347	0.136	0.881
系统升级意愿	0.742	0.793	0.876	0.349	2.100	0.444	9.933
信息系统建设困难	2.527	0.480	27.758	< 0.001	12.517	4.889	32.045

3. 区域医疗信息化建设阻碍因素

（1）协调监管机制。认为协调监管机制是影响区域医疗信息化建设阻碍因素的对模式四的选择与其他组没有显著性差异（$\chi^2 = 0.072$，$P = 0.789$）。

（2）地方政府在医疗机构信息化建设资金投入不足。认为地方政府在医疗机构信息化建设资金投入不足是影响区域医疗信息化建设阻碍因素的对模式四的选择与其他组有显著性差异（$\chi^2 = 27.813$，$P < 0.001$）。可能由于医疗机构缺乏政府投入，医疗机构相应在信息化建设缺乏资金，与此前的资金来源、系统建设困难对选择模式四的影响结果一致。

（3）完整、成熟的卫生信息标准。认为完整、成熟的卫生信息标准是影响区域医疗信息化建设建设阻碍因素的对模式四的选择与其他组无显著差异（$\chi^2 = 0.621$，$P = 0.431$）。可能说明在信息标准不明确的情况下，医疗机构均不敢大量投入信息化建设，风险高，采用模式四是相对比较安全的方式。

（4）IT供应商对信息标准采纳不足，对医疗卫生行业不了解。认为供应商对信息标准采纳不足，对医疗卫生行业不了解是影响区域医疗信息化建设阻碍因素的对模式四的选择与其他组无统计学意义（$\chi^2 = 0.073$，$P = 0.787$）。可能说明在对供应商无法选择或选择成本很高的情况下，采用模式四是相对比较安全的方式。

（5）医疗机构自身经济状况。认为医疗机构自身经济状况是影响区域医疗信息化建设阻碍因素的对模式四的选择与其他组有显著性差异（$\chi^2 = 36.191$，$P < 0.001$）。此结果与资金来源、系统建设困难和机构规模（经济状况）对模式四的选择影响具有一定相关性。

（6）医疗机构对信息化投入不足、信息应用水平低。认为医疗机构对信息化投入不足、信息应用水平低是影响区域医疗信息化建设的阻碍因素的模式四的选择与其他组有显著性差异（$\chi^2 = 29.339$，$P < 0.001$）。此结果与信息化使用、系统建设困难和机构规模（经济状况）对模式四的选择一致。

表 4 - 12　区域医疗信息化建设阻碍因素选择模式四的 Logistic 回归单因素分析

自变量	偏回归系数 b	偏回归系数标准误 Sb	Wald χ^2	P	OR	OR 值 95% 置信区间	
						上限	下限
协调监管机制	0.088	0.328	0.072	0.789	1.092	0.574	2.077
地方政府资金投入不足	3.426	0.650	27.813	0.000	30.754	8.609	109.867
完整、成熟的卫生信息标准	− 0.249	0.316	0.621	0.431	0.780	0.420	1.448
IT 供应商对信息标准采纳不足	− 0.090	0.333	0.073	0.787	0.914	0.476	1.754
医疗机构自身经济状况	4.327	0.719	36.191	<0.001	75.731	18.493	310.124
医疗机构对信息化投入不足、信息应用水平低	4.364	0.806	29.339	<0.001	78.569	16.198	381.098
信息技术人才匮乏	1.872	0.354	27.905	<0.001	6.504	3.247	13.027
建设和运营模式不成熟	1.639	0.415	15.602	<0.001	5.152	2.284	11.621
担心失去对医疗数据的控制和医疗信息安全	0.395	0.314	1.583	0.208	1.484	0.802	2.745
国家缺乏整体设计与规划	0.412	0.307	1.801	0.180	1.510	0.827	2.759
法律、法规、医疗/医保政策	0.074	0.368	0.040	0.841	1.077	0.523	2.216

（7）信息技术人才匮乏。认为信息技术人才匮乏是影响区域医疗信息化建设阻碍因素的对模式四的选择与其他组有显著性差异（$\chi^2 = 27.905$，$P < 0.001$）。可能说明被调查样本医疗机构大部分缺乏这方面的技术人才。

（8）信息化建设和运营模式不成熟。认为区域医疗信息化建设和运营模式不成熟是影响区域医疗信息化建设阻碍因素的对模式四的选择与其他组有显著性差异（$\chi^2 = 15.602$，$P < 0.001$）。

（9）担心失去对医疗数据的控制和医疗信息安全。认为担心失去对医疗数据的控制和医疗信息安全是影响区域医疗信息化建设阻碍因素的对模式四的选择与其他组无统计学意义（$\chi^2 = 1.583$，$P = 0.208$）。可能与医疗机构各自有不同的利益诉求有关。

（10）国家缺乏整体设计与规划中认为国家缺乏整体设计与规划是影响区域医疗信息化建设阻碍因素的对模式四的选择与其他组无统计学差异（$\chi^2 = 1.801$，$P = 0.180$）。

（11）法律、法规、医疗/医保政策。认为相关法律、法规，医疗/医保政策是影响区域医疗信息化建设阻碍因素的对模式四的选择与其他组无统计学差异（$\chi^2 = 0.040$，$P = 0.841$）。

4. 区域医疗信息化建设评价

（1）建立唯一的身份识别号（卡）。建立区域患者唯一的身份识别号（卡）对选择何种模式参与区域协同医疗服务无统计学差异（$\chi^2 = 1.269$，$P = 0.260$）。

（2）医疗机构没有能力独力完成信息化建设。医疗机构没有能力独力完成信息化建设对模式四的选择与其他组有显著性差异（$\chi^2 = 21.153$，$P < 0.001$）。这与资金来源、系统建设困难和机构规模（经济状况）分析相似。

表4-13　区域医疗信息化建设评价与选择模式四 Logistic 回归单因素分析

自变量	偏回归系数 b	偏回归系数标准误 Sb	Wald χ^2	P	OR	OR 值95%置信区间	
						上限	下限
建立唯一的身份识别号	0.272	0.241	1.269	0.260	1.313	0.818	2.107
医疗机构没有能力独立完成信息化建设	3.498	0.761	21.153	<0.001	33.042	7.443	146.693
国家提供资金支持	3.049	0.615	24.573	<0.001	21.094	6.319	70.422
国家制定规划和信息标准	0.460	0.331	1.932	0.165	1.585	0.828	3.033
国家/政府制定协调机制	0.203	0.333	0.371	0.542	1.225	0.638	2.352

（3）国家提供区域医疗信息化建设和维护资金支持。国家提供资金支持对模式四的选择与其他组有显著性差异（$\chi^2 = 24.573$，$P < 0.001$）。与前述结论相同，资金是区域医疗信息化建设模式选择的主要影响因素。

（4）国家/政府制定协调机制。国家/政府在制定协调机制对模式四的选择与其他组没有显著性统计差异（$\chi^2 = 1.932$，$P = 0.165$）。

（5）国家制定建设规划和卫生信息标准。国家制定建设规划和卫生信息标准对模式四的选择与其他组没有统计学差异（$\chi^2 = 0.371$，$P = 0.542$）。

（二）多因素分析结果

从单因素分析可以看出，选择模式四的方式开展区域医疗信息化建设受到众多因素的影响，但自变量各因素间也可能存在共线性等问题，仅使用单因素分析可能会产生偏差，而忽略其他影响因素的作用。因此，将单因素分析差异有统计学意义的自变量进行多因素 Logistic 回归分析，但在模型进行拟合前，对床位数与经济状况（$r = 0.847$，$P < 0.001$）、医疗机构自身经济状况与医疗机构对信息化建设资金投入不足（$r = 0.732$，$P < 0.001$）等变量的共线性进行剔除，然后将变量按医疗机构基本特征、医疗机构信息化建设、区域医疗信息化建设阻碍因素、区域医疗信息化构建评价分为四类，分类进行 Logistic 逐步回归分析。分析结果如表 4 - 14 所示。

从多因素分析结果可见，在医疗机构基本特征中，机构隶属关系和机构规模（床位数）对选择模式四影响差异具有统计学意义。其中，县级医院选择模型四最多，床位数越少，越倾向于选择模型四。

在医疗机构信息化建设中，信息系统使用、信息系统建设、资金来源和系统建设困难与选择模式四差异具有统计学意义。其中，信息系统使用较多的对模式四的选择越少；对医嘱管理系统、实验室（检验科）信息系统、电子病历和影像信息系统（PACS）无建设计划的对模式四选择较多；医疗机构在信息化建设方面主要资金来源于自筹，对信息化建设选择模式

表 4 - 14　模式四选择影响因素的 Logistic 回归模型多因素分析结果

自变量	偏回归系数 b	偏回归系数标准误 Sb	Wald χ^2	P	OR	OR 值 95% 置信区间	
						上限	下限
医疗机构基本特征							
机构隶属关系	-1.413	0.502	7.921	0.005	0.243	0.091	0.651
机构规模（床位数）	-1.743	0.360	23.374	0.000	0.175	0.086	0.355
常数项	8.044	1.402	32.939	0.000	3113.679	—	—
医疗机构信息化建设							
信息系统使用	-3.034	1.020	8.841	0.003	20.771	2.812	153.420
信息系统建设							
医嘱管理系统	-1.987	0.788	6.361	0.012	0.137	0.029	0.642
电子病历	-1.661	0.750	4.902	0.027	0.190	0.044	0.826
实验室（检验科）信息系统	-2.560	0.839	9.308	0.002	0.077	0.015	0.400
影像信息系统（PACS）	-1.940	0.613	10.018	0.002	0.144	0.043	0.478
资金来源	-1.456	0.639	5.200	0.023	0.233	0.067	0.815
信息系统建设困难	1.799	0.520	11.974	0.001	6.044	2.182	16.743
常数项	8.572	3.478	6.073	0.014	5281.820	—	—
区域医疗信息化建设阻碍因素							
地方政府投入不足	3.281	1.054	9.693	0.002	26.599	3.372	209.839
机构自身经济状况	3.428	0.893	14.720	0.000	30.818	5.349	177.558
信息技术人才匮乏	2.227	0.907	6.026	0.014	9.276	1.567	54.923
常数项	-21.020	4.993	17.723	0.000	0.000	—	—
区域医疗信息化建设评价							
医疗机构没有能力完成信息化建设	3.489	1.036	11.342	0.001	32.759	4.300	249.592
国家提供区域医疗信息化建设资金支持	3.650	1.552	5.529	0.019	38.489	1.836	806.902
常数项	-26.948	9.480	8.081	0.004	0.000	—	—

四较高；系统建设困难中认为缺乏资金和缺乏信息技术人才的对模式四选择较多。

在区域医疗信息化建设阻碍因素中，地方政府在医疗机构信息化建设资金投入不足、医疗机构自身经济状况、信息技术人才匮乏对选择模式四差异具有统计学意义。其中，越是认为地方政府在医疗机构信息化建设资金投入不足、医疗机构自身经济状况、信息技术人才匮乏是区域医疗信息化建设阻碍因素的，对选择模式四越高。

在区域医疗信息化建设评价中，医疗机构没有能力独立完成信息化建设和国家提供区域医疗信息化建设和维护资金支持对选择模式四差异具有统计学意义。其中，越是同意医疗机构没有能力独立完成信息化建设和需要国家提供资金支持的，对选择模式四越高。

（三）模式四选择理论模型及分析

1. 模式四选择理论模型

根据 Logistic 单因素和多因素回归统计分析研究成果，运用结构方程建模原理，从医疗机构基本特征（医疗机构隶属关系、经济收入和病床规模）、医疗机构信息化建设（信息系统使用情况、临床信息系统建设情况、资金来源、信息系统建设困难）、区域医疗信息化建设阻碍因素和区域医疗信息化建设评价四个方面提出模式四选择理论模型（见图 4 - 37）和 10 项研究假设，运用 AMOS18.0 对提出的理论模型进行分析，以此进一步验证模式四选择影响因素。

（1）理论模型。该模型显示，医疗机构基本特征、医疗机构信息化建设、区域医疗信息化建设阻碍因素和区域医疗信息化建设评价四个方面均会对选择模式四产生影响，且彼此间呈现显著正相关性或负相关性，进而可能对选择模式四产生积极或消极的影响。

（2）研究假设。模式四选择理论模型包括以下 10 个假设：

H1：医疗机构基本特征对选择模式四有直接作用。

H2：医疗机构信息化建设对选择模式四有直接作用。

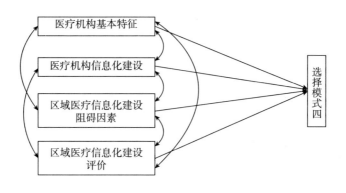

图 4 – 37　理论模型

H3：区域医疗信息化建设阻碍因素对选择模式四有直接作用。

H4：区域医疗信息化建设评价对选择模式四有直接作用。

H5：医疗机构基本特征对医疗机构信息化建设呈显著正相关性。

H6：医疗机构基本特征与区域医疗信息化建设阻碍因素呈负相关性。

H7：医疗机构基本特征与区域医疗信息化建设评价呈负相关性。

H8：医疗机构信息化建设与区域医疗信息化建设阻碍因素呈负相关性。

H9：医疗机构信息化建设与区域医疗信息化建设评价呈负相关性。

H10：区域医疗信息化建设阻碍因素与区域医疗信息化建设评价呈显著正相关性。

2. 分析结果

本书所建立的理论模型有医疗机构基本特征、医疗机构信息化建设情况、区域医疗信息化建设阻碍因素和区域医疗信息化建设评价四个维度，每个维度中将 Logistic 多因素回归分析差异有统计学意义的观察变量以及在共线性诊断中剔除的具有相关性的变量纳入模型。其中医疗机构基本特征包括医疗机构隶属关系 X1、医疗机构规模（病床数 X2 和经济状况 X3）；医疗机构信息化建设情况包括信息系统使用情况 X4、信息系统建设情况（主要指医嘱管理系统 X5、电子病历 X6、PACS 系统 X7、实验室（检验科）信息系统 X8 四个临床信息系统）、信息化资金来源 X9 和信息化系统建设困难 X10；影响区域医疗信息化建设阻碍因素包括地方政府在医疗机构信息化建设资金投入不足 X11、医疗机构自身经济状况 X12、医疗机构对信息化建设资金投入不足 X13、信息技术人才匮乏 X14；区域医疗信息化建设评价包括医疗机构没有能力独立完成信息化建设 X15 和需要国家提供区域医疗信息化资金支持 X16（见图 4 - 38）。

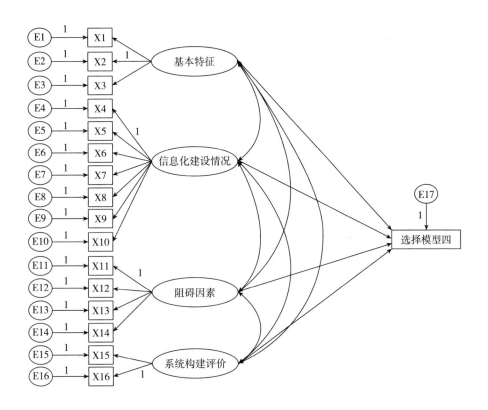

图 4 - 38　模式四选择影响因素理论模型

　　运用 Amos18.0 软件对理论模型进行探索，根据修正指数对最初的模型逐步进行修改，得到最终的各项拟和优度指标都达到较好要求的模型（见图 4 - 39），最终经过验证的模型及各项拟和指数如表 4 - 15 和表 4 - 16 所示。表 4 - 17 表示了最终模型中变量之间的回归和相关分析结果。

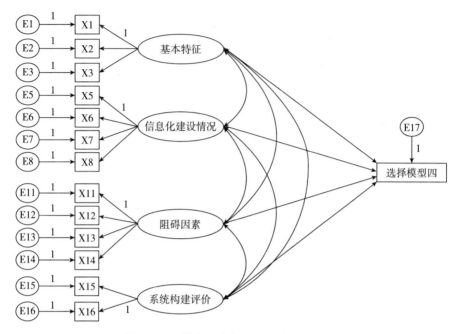

图 4-39　模式四选择影响因素最终模型

表 4-15　假设测量模型各变量之间关系的验证和标准化因子载荷系数

			Estimate	S. E	C. R.	P	Label
X1	< - - -	医疗机构基本特征	1.000 *				
X2	< - - -	医疗机构基本特征	0.288	2.205	3.219	0.001	Par_ 1
X3	< - - -	医疗机构基本特征	0.837	1.726	3.277	0.001	Par_ 2
X5	< - - -	医疗机构信息化建设	1.000 *				
X6	< - -	医疗机构信息化建设	0.548	0.118	4.961	***	Par_ 3
X7	< - -	医疗机构信息化建设	0.497	0.136	4.591	***	Par_ 4
X8	< - -	医疗机构信息化建设	0.404	0.134	3.831	***	Par_ 5
X11	< - -	区域医疗信息化建设阻碍因素	1.000 *				
X12	< - -	区域医疗信息化建设阻碍因素	0.731	0.135	7.878	***	Par_ 6
X13	< - -	区域医疗信息化建设阻碍因素	0.766	0.145	4.483	***	Par_ 7
X14	< - -	区域医疗信息化建设阻碍因素	0.649	0.158	6.693	***	Par_ 8
X15	< - -	区域医疗信息化建设评价	1.000 *				
X16	< - -	区域医疗信息化建设评价	0.931	0.076	8.258	***	Par_ 9

注 * 表示为设定为固定参数值 1，不需要进行路径系数显著性检验；*** 表示 $P < 0.001$。

表 4-16　最终模型的拟和指数

| Model | GFI | NFI | RFI | IFI | TLI | CFI | RMSEA |
		Delta1	rho1	Delta2	rho2		
模型	0.905	0.935	0.908	0.904	0.906	0.902	0.078

表 4-17　假设最终模型各变量之间关系的验证和标准化路径系数

			Estimate	S. E	C. R.	P	Label
选择模式四	< - - -	医疗机构基本特征	-0.043	0.009	-4.611	***	Par_18
选择模式四	< - - -	医疗机构信息化建设	-0.022	0.008	-2.748	0.007	Par_19
选择模式四	< - - -	区域医疗信息化建设阻碍因素	0.077	0.009	8.810	***	Par_20
选择模式四	< - - -	区域医疗信息化建设评价	0.107	0.013	7.995	***	Par_21
医疗机构基本特征	< - - >	医疗机构信息化建设	0.310	0.016	2.166	0.030	Par_11
医疗机构基本特征	< - - >	区域医疗信息化建设阻碍因素	-0.620	0.018	-2.680	0.007	Par_12
医疗机构基本特征	< - - >	区域医疗信息化建设评价	-0.429	0.022	-2.531	0.011	Par_17
医疗机构信息化建设	< - - >	区域医疗信息化建设阻碍因素	-0.597	0.054	-4.329	***	Par_14
医疗机构信息化建设	< - - >	区域医疗信息化建设评价	-0.477	0.074	-4.018	***	Par_15
区域医疗信息化建设阻碍因素	< - - >	区域医疗信息化建设评价	0.843	0.068	5.623	***	Par_17

注：***表示 P<0.001。

从图 4-39 和表 4-17 可以看出变量间存在下列关系：

（1）医疗机构基本特征对选择模式四有直接作用，其标准化系数为 -0.043。即医院的基本特征情况越差的，可能越倾向选择模式四。

（2）医疗机构信息化建设对选择模式四有直接作用，其标准化系数为 -0.022。即医院信息化建设情况越差的，可能越倾向选择模式四。

（3）区域医疗信息化建设阻碍因素对选择模式四有直接作用，其标准化系数为 0.077。即越是认为地方政府在医疗机构信息化建设资金投入不足、医疗机构自身经济状况、医疗机构对信息化建设资金投入不足、信息技术人才匮乏等因素是区域医疗信息化建设阻碍因素，可能对模式四选择越高。

（4）区域医疗信息化建设评价对选择模式四有直接作用，其标准化系数为 0.107。即越是认为区域医疗信息化建设中医疗机构没有能力独立完成信息化建设和需要国家提供区域医疗信息化建设、维护资金支持的，可能对模式四选择越高。

（5）医疗机构基本特征与医疗机构信息化建设呈正相关性，其标准化系数为 0.310。即医疗机构基本特征越好，则其信息化建设情况可能也越好。

（6）医疗机构基本特征与区域医疗信息化建设阻碍因素呈负相关性，其标准化系数为 -0.620。即医疗机构基本特征越好的，认为地方政府在医疗机构信息化建设资金投入不足、医疗机构自身经济状况、医疗机构对信息化建设资金投入不足、信息技术人才匮乏等因素是区域医疗信息化建设阻碍因素的可能性越小。可能对选择模式四产生消极的影响。

（7）医疗机构基本特征与区域医疗信息化建设评价呈负相关性，其标准化系数为 -0.429。即医疗机构基本特征越好的，对区域医疗信息化建设评价中医疗机构没有能力独立完成信息化建设和需要国家提供区域医疗信息化建设、维护资金支持的评价越低。可能对选择模式四产生消极的影响。

（8）医疗机构信息化建设与区域医疗信息化建设阻碍因素呈负相关性，其标准化系数为 -0.597。即医疗机构信息化建设情况越好的，认为地方政府在医疗机构信息化建设资金投入不足、卫生机构自身经济状况、医疗卫生机构对信息化建设资金投入不足、信息技术人才匮乏等因素是区域医疗信息化建设阻碍因素的可能性越小。可能对选择模式四产生消极的影响。

（9）医疗机构信息化建设与区域医疗信息化建设评价呈负相关性，其标准化系数为 -0.477。即医疗机构信息化建设情况越好的，对区域医疗信息化建设评价中医疗机构没有能力独立完成信息化建设和需要国家提供区域医疗信息化建设、维护资金支持的评价越低。可能对选择模式四产生消极的影响。

（10）区域医疗信息化建设阻碍因素与区域医疗信息化建设评价呈正相关性，其标准化系数为 0.843。即越是认为地方政府在医疗机构信息化建设资金投入不足、卫生机构自身经济状况、医疗卫生机构对信息化建设资金投入不足、信息技术人才匮乏等因素是区域医疗信息化建设阻碍因素的，对区域医疗信息化建设中医疗机构没有能力独立完成信息化建设和需要国家提供区域医疗信息化建设、维护资金支持的评价越高。可能对选择模式四产生积极的影响。

根据上述分析结果，本书所提出的 10 项研究假设得到了有效验证，如表 4 - 18 所示。总之，从 Logistic 单因素和多因素回归统计分析以及 A-MOS 结构方程统计分析结果来看，医疗机构基本特征、医疗机构信息化建设情况、区域医疗信息化建设阻碍因素和区域医疗信息化建设评价四个维度的 11 个变量对选择模式四的影响作用显著，为西部地区区域医疗信息化建设提供有力的理论支撑，并为后续相关研究提供了研究思路和方法学借鉴。

表 4 - 18　研究假设检验结果

编号	假设	检验结果
假设 1	H1：医疗机构基本特征对选择模式四有直接作用	成立
假设 2	H2：医疗机构信息化建设对选择模式四有直接作用	成立
假设 3	H3：区域医疗信息化建设阻碍因素对选择模式四有直接作用	成立
假设 4	H4：区域医疗信息化建设评价对选择模式四有直接作用	成立

续表

编号	假设	检验结果
假设5	H5：医疗机构基本特征对医疗机构信息化建设呈显著正相关性	成立
假设6	H6：医疗机构基本特征与区域医疗信息化建设阻碍因素呈负相关性	成立
假设7	H7：医疗机构基本特征与区域医疗信息化建设评价呈负相关性	成立
假设8	H8：医疗机构信息化建设与区域医疗信息化建设阻碍因素呈负相关性	成立
假设9	H9：医疗机构信息化建设与区域医疗信息化建设评价呈负相关性	成立
假设10	H10：区域医疗信息化建设阻碍因素与区域医疗信息化建设评价呈显著正相关性	成立

六、本章小结

通过上述分析可以看出，四川省医疗机构信息化建设总体仍处于医疗信息化建设的第一阶段，仅满足以财务收费活动为主，大部分医疗机构都没有真正意义上的临床信息系统（CIS）。统计分析显示：医院级别越低，信息化应用水平越低，二级医疗机构信息化应用水平远低于三级医疗机构。从四川省医疗机构信息化建设现状可以推论西部其他11省及中部部分经济欠发达地区的医疗机构信息化现状离区域医疗信息化建设的要求相去甚远。

四川省医疗机构信息化建设资金主要来源于自筹，地方政府资助极其有限；在系统开发上以委托开发和购买产品软件为主，信息标准采用和院内联网率低；大部分医疗机构对原有信息系统有强烈的改造、升级意愿，资金缺乏是医疗机构在信息化建设中面临的最大困难，最希望得到资金、技术和人才的支持。从四川省医疗机构信息化建设情况推论西部地区其他医疗机构均难以独立承担医院信息化建设的资金需求，而医院信息化建设是区域医疗信息化实现的基础。

调查亦显示，大部分被调查医疗机构均了解或听说过区域医疗信息化，对区域医疗信息化带来的提升医疗质量、减少医疗差错、提高医疗安全、降低医疗费用、提高基层医疗机构诊治水平和医疗机构间建立协作关系均表示较高的认可，对参与区域医疗信息化能带来经济收益也表示了较高的认同。说明大部分医疗机构对区域医疗信息化建设均表示较高的肯定和参与的积极性。

调查显示，对国内四种有代表性的区域医疗信息化建设模式的评价中对模式四的认可度最高，也是被调查样本医疗机构选择参与区域医疗信息化建设最多的模式（71.9%选择模式四）。从 Logistic 单因素和多因素回归统计以及 AMOS 结构方程统计分析结果可以看出，模式四非常适合医疗机构级别较低、经济状况较差、信息化建设和应用水平较低、国家及地方政府对信息化资金投入较少、信息技术人才匮乏的地区（或区域），而这与我国西部地区经济状况和医疗机构基本特征相符。

模式四基于现代信息技术，提供了一个全新的建设和运营模式，可以突破"已有信息化程度"的阻力（这也是国外常只能使用异构集成方式的原因），借助信息化完善分层级治疗并克服信息化经济承受力问题，具备在这些机构推广的经济基础（这也是在发达地区国家推进困难的问题）。有了可以市场运作的运营基础，可以在未来获得上层建筑（人才培养、队伍建设、能力提高），就可以持续发展，且靠市场而非政府，达到政府与机构对立的统一，是建立节约社会资源的发展模式。

第五章

西部地区区域医疗信息化建设
理论基础和模式设计

　　全世界医改成功的必由之路：能用有限的社会资源实施倍增的社会健康效益。政府推进的具体事务和经济活动往往并非最优化最节约的方式，而市场推进的经济活动往往更有效率、更有成本效益。从第四章实证研究结果可以看到，如果创新区域医疗信息化建设模式，打破传统观念，引入新的技术和理念，结合区域实际情况，构建一个具有自我运营、自我生存能力、运营可持续发展的区域医疗信息网络是可行的。本章先从免费理论、协同学理论、创新扩散理论和云计算理论等管理学理论和技术理论角度阐述西部地区区域医疗信息化建设的理论基础，然后以国家有关医疗卫生政策和区域医疗卫生信息政策为指导，参考前述对国内外区域医疗信息化建设和以四川省为例的西部地区区域医疗信息化建设模式选择影响因素的探讨，结合西部地区医疗卫生服务需求及医疗机构信息化建设的实际状况，设计一个适宜西部地区的区域医疗信息化建设和运营的整体方案与模式。希望这个模式能够为中国西部地区以及全球发展中国家与地区的区域医疗信息化建设提供一些参考和启发。

一、区域医疗信息化在医疗服务体系中的
角色和作用

　　长期以来，我国医疗卫生领域最突出的情况是：卫生资源短缺、分配利用不合理，80%的优质资源向城市集中，而占我国人口80%的广大农村地区卫生资源日渐紧张，显著的"二八"差异（刘梅，2007），一直以来都没有找到有效的方法解决。另外，我国县、乡和社区等基层医疗机构医疗卫生人员缺乏有效的培养模式，医务人员的知识技能水平决定各级医疗卫生机构的服务能力，然而，依靠传统在位的毕业后继续教育规范培养模式难以满足需要。医疗服务的设备设施等能够快速投入并改善，但人才培养并非一蹴而成，如何有效地持续提升医务人员的知识和技能水平？关系到医务人员的成长问题。此外，从计划经济时期延续下来的管理体制弊端依然存在，区域卫生规划和分级医疗服务体系没有有效地建立，医疗卫生机构各自独立运作，缺乏协同，医疗资源过度使用与资源闲置浪费并存，使"看病难""看病贵"的社会问题日益突出。如何创新人才培养模式？如何整合现有医疗卫生资源，为全体公民提供"更有效、更公平、更可及"的医疗卫生服务？区域医疗信息化，被看作是解决这一问题的有效途径。

　　区域医疗信息化，能够实现区域内医疗服务、医疗信息、医疗资源的共享，实现医疗资源统一调度、配送和服务共享（刘梅，2007），提供医疗机构间双向转诊、远程会诊和医学影像诊断、网上预约挂号、医疗咨询等，建立分层医疗服务体系，提高优质医疗资源的覆盖和可及性。此外，借助区域医疗信息平台提供的在线学习方式，扩展医务人员毕业后进修、培训模式，将规范培养主要依靠在位学习变为在线学习方式，开发相应的音、视频网上培训教材，实现以视频会议、网络视频教学、基于系统疾病

的教学病例数据库的远程医学教育，依靠在线学习的组织机构和组织运作，建立不同层级医疗机构人员指导下一级医疗机构人员学习成长的机制，能大大降低学习与培训的社会成本。

通过区域医疗信息化，实现医疗机构间患者诊疗信息的互联互通、互换共享，有助于提升对患者的诊疗/护理质量、降低医疗差错、提高医疗安全、减少重复检查/检验、降低医疗费用；建立的远程会诊、远程医学影像诊断，有助于提高基层医疗机构诊治水平，有助于医疗机构间建立持续的协作关系，为患者提供连续治疗。此外，区域医疗信息化可以有效提升医疗机构管理水平、优化业务流程、提高工作效率，对提高患者满意度和增加医院收入起到积极的作用，带来显著的社会效益和经济效益。可见，区域医疗信息化对于提高西部地区医疗服务供给体系使用效率，缓解"看病难""看病贵"问题具有迫切的需求和显著的现实意义。

二、理论基础

区域医疗信息化就是在一定区域范围内，利用现代信息技术，通过医疗信息共享，使各种医疗资源、医疗机构互相协作、资源共享，实现医疗资源利用的最大化。下面将从免费理论、协同学理论、创新扩散理论和云计算理论等管理学理论和技术理论角度阐述西部地区区域医疗信息化建设的理论基础。由于这些理论涉及的内容非常浩瀚，限于笔者水平有限，以下的分析只是初步的。

（一）免费理论

1. 免费理论概念及内涵

从吉列剃须刀以廉价或免费的方式出售刀架开创免费商业模式以来，

至今已存在了110多年，但系统阐述免费理论的则是美国长尾理论之父克里斯·安德森。安德森在提出长尾理论之后，通过对互联网的持续观察和思考，于2009年底提出了"免费"这个新概念，并出版了《免费：商业的未来》一书，在书中系统地阐述了免费理论。在《长尾理论》一书中安德森（2006）给出了免费经济学的定义，他认为："由于互联网技术的发展，服务或商品的提供商可以触及大量甚至是海量的用户，提供商品的成本被摊得很薄，每增加一个客户或者给每个用户新增一项服务的边际成本正迅速趋近于零。"《长尾理论》关注到了网络时代诞生了一种新的市场形态，这种新的市场形态基于互联网上的虚拟货架（或店铺），其特点是：由于在现实世界中店铺或货架的摆放空间有限，相当一部分商品难以上架或展示，收入来源主要依靠热门产品的销售。而在互联网上，由于搜索成本和虚拟货架成本极低，原先无法上架展示的商品在互联网上得以展示，并被分散给全球的客户看到并购买，产品和需求有了生存和满足的空间，顾客个性化需求在长尾市场中得到了满足。也就是说，在网络经济时代，商业和文化的未来利润来源不再是那个代表"畅销商品"的头部，而是那条代表"冷门商品"的长尾。

如果说基于互联网经济的发展，《长尾理论》从市场需求的角度揭示了提供和增加商品品种的新的途径和渠道，强调的是商品品种的增加。那么《免费：商业的未来》则提出了一种全新的商业模式（或经济模式）——免费模式。美国风险投资家蒂姆·德雷珀曾说过：如果你想更快地推广一样东西，就不要拿它来收费。所谓免费，安德森（2009）给它的定义是：这种新型的"免费"并不是一种左口袋出、右口袋进的伎俩，而是一种把货物和服务的成本压低到零的新型的卓越能力。21世纪的免费被认为是一种全新的商业模式，这种模式是建立在以互联网、电脑字节、数字销售近乎为零的边界成本基础上的经济学，而不是物理原子基础上的经济学。安德森（2009）认为，一旦某样东西成了以电脑字节为基础的软件，它的成本和价格将会逐渐趋向零化。而这种趋势正在催生一个新经济，在这种新经济中基本的定价就是"零"。

免费在范围经济学是指共享基础设施和平台资源，在互联网则是指共享信息资源和网络资源（安德森，2009）。数字化技术的基础经济学决定了免费模式，开发生产第一份信息产品的成本往往非常高昂，而此后重复生产（或复制）的成本非常低，几乎可以忽略不计。

2. 免费的种类

（1）免费增值模式。一类客户补贴另一类客户。对普通网络用户（占99%）提供低版本或部分内容的网络软件和基本服务，而对1%的付费用户提供专业的、高级别的软件和服务，以1%的付费用户支持了无数的免费用户享受基本的免费服务。这种模式的可行之处就是为99%的用户提供的服务成本几乎为零，可以忽略不计（安德森，2009）。

（2）广告模式。对所有网络用户提供免费的网络内容浏览，免费享受网络供应商提供的所有服务，免费下载相关的应用软件，而支撑网络供应商生存的是第三方广告商的投入。广告商之所以愿意投入是基于通过提供免费的赠品，可以影响用户的喜好，为影响和培养潜在的客户，广告商愿意付费。

（3）交叉补贴模式。通过优惠、免费和甚至亏损的方式出售某种商品，从而吸引客户对出售的正毛利润商品的购买而获取利润。如吉列公司已极低的价格甚至是免费的方式出售刀架，而以溢价出售替换刀片获取的高额利润来补贴刀架的成本。

（4）零边际成本模式。面向所有的用户发行单位极低成本的商品，成本基本上可以忽略不计，用户可以不花费任何成本享受提供的产品。一般常用于互联网电子产品，其复制、传播成本极低，产品变为免费。如在线看新闻和听音乐。

（5）劳务交换模式。用户要想获得某个网站的东西就不得不花费一些时间或精力去做一些其他工作，如必须要下载或使用某个软件才能浏览，必须注册才能使用，或需连接到其他站点，或需帮助做一些宣传等。通过这种劳务互换的方式创造一些可能有其他用处的信息。

（6）赠予经济模式。利用互联网络向所有用户，提供基于网络的一个开放的平台，如开源软件。用户利用这个免费的平台所做的工作，可能直接或间接地创造了价值，在无形中推动了世界的发展。

传统经济学的两大稀缺函数生产与分配的边际成本在互联网络经济中正飞速下滑（安德森，2008），在互联网的今天，免费模式已经成为现实。首先，基于三方市场模式的免费格局已经形成，免费并不意味着白白送掉，或原始的交叉补贴，而是通过资源整合创造的新价值足以抵消免费产生的成本（安德森，2009），表现为由第三方替你付账。其次，数字时代，根据摩尔定律信息经济的主要要素如存储、计算和带宽单位成本将趋近于零，其复制的追加成本即边际成本几近接于零。管理学大师彼得·德鲁克（2005）曾说过："今天企业间的竞争已经不是产品间的竞争，而是商业模式之间的竞争。"免费模式始于网络产业，但其影响已经深入到众多行业，免费商业模式将为现代商业社会创造了崭新的未来。

区域医疗信息化是基于信息和网络技术新的医疗服务形态，从技术角度来说，区域医疗信息化符合免费理论的基本特质，以数字化的形式存储和传播医疗信息，医疗机构、患者、公共卫生管理部门、医疗保险机构通过网络，通过交纳费用获取信息；从服务模式来说，医疗机构、患者基于这种共享信息获得互惠利益，如医疗机构医疗差错的减少、医疗质量的提升和医疗效率的提高，患者医疗费用的降低，享受连续的高质量的医疗照顾等。因此，免费理论为以低成本甚至免费的方式获得区域医疗信息平台提供的应用软件服务、数据存储与管理服务、系统运行维护和升级服务等提供了理论基础，为西部地区区域医疗信息化运营模式设计提供了理论指导和方向。

（二）协同学理论

伊戈尔·安索夫（Higor Ansoff）在1965年出版的 *Corporate Strategy* 一书中首次提出了协同的概念。协同是指：相对于各独立组成部分进行简单汇总而形成的企业群整体的业务表现，是基于资源共享的基础上，两个企业之间共生互长的关系。日本战略专家 Hiroyuki Itami 对协同的内涵进行了进一步界定，把 Ansoff 的协同概念分解为互补效应和协同效应两部分（Faulkner，1995）。德国斯图加特大学哈肯（Harmann Haken）教授在1977 年出版的《协同学》一书中，正式提出了协同学的新概念。他认为协同是指在复杂大系统内各子系统的协同行为产生的超越各要素自身的单独作用，从而形成整个系统的联合作用。最初协同学理论仅限于研究非平衡的开放系统在宏观尺度上是如何形成空间有序或时间有序的，1978 年在其《协同学：最新趋势与发展》一文中把研究进一步扩大到功能有序，对远离平衡态的从无序到有序的转变作了更深入的探索（孙玲，2009），随着 1983 年《高级协同学》的出版，标志着协同学理论趋于完善。

哈肯认为，任何一个系统都是由许多的子系统组成的，子系统间的相互作用影响着系统从无序到有序的演变过程。当外界的控制变量发生改变时，在一定条件下会经历一个从无序到有序、从有序到有序、从有序到混沌的演化系列（陈晰，2006）。当各子系统间的协同作用较大时，系统整体上呈现稳定有序的强结构特征；反之，当各子系统间相互竞争作用占主导地位时，系统整体上呈现出不稳定的弱结构状态，是无序的，即协同导致有序。

协同学包括序参量、相变、涨落原理、自组织原理和伺服原理（又称支配原理）、广义演进原理、模式原理等一些重要的概念和原理，其中以自组织理论、序参量（Order Parameter）、协同效应、伺服原理（Slaving Principle）和广义演进原理为核心。

1. 自组织理论

自组织理论是协同学的核心理论，哈肯曾经指出："协同学可以说是一门关于自组织的途径"（郭治安、浓小峰，1991）。当系统控制参量达到临界时，系统发生相变，呈现出从无序变为有序、从有序到有序、从有序到混沌的演变过程，也就是说，当系统控制参量达到阈值时，这种转变才能发生。然而，在系统演变前后外部环境与控制变量没有发生变化时，系统形成的结构和有序主要依靠系统内部的因素自发组织建立，未从环境中得到任何演变以及如何演变的信息，是系统的自发行为，被称为自组织理论。

2. 序参量

朗道在研究第二类相变时首先提出了序参量概念。在协同学中，哈肯用序参量的变化来描绘系统从无序向有序的转变，序参量是系统相变前后所发生的质的飞跃的突出标志（孙玲，2009），对系统起支配作用。

在系统中，不同的参量在系统临界点表现大不相同，有的临界阻尼大，衰减快，对系统转变、演化进程没有明显的影响，这类参量称为快弛豫变量（快变量）。有些参量表现为临界无阻尼现象，在对系统转变、演化过程中从始至终都起作用，对子系统行为起支配、主导作用，它们决定着系统演变的速度和进程，这类参量即序参量。

3. 协同效应

哈肯指出，"协同学的精神，就是通过将控制参量做出一个全局性的变化，在自组织的作用下，让系统发生质的变化"（何建中，1993）。当远离平衡态的系统物质和能量达到一个临界值时，复杂系统中存在非线性关系的要素发生相互作用，自发地进行协调活动，要素之间相互关联居主导地位，代替相对独立与竞争状态，协同一致运动。

4. 伺服原理

伺服原理又称支配原理，其物理思想是指稳定模受其他快变量的影响很小，它的状态只取绝于慢变量的变化，稳定模的状态跟随慢变量并伺服于这个慢变量，把这一近似过程取名为伺服原理。即快变量服从慢变量，序变量支配子系统的过程，伺服原理的过程表现为：子系统是否伺服于序参量，知道了序参量本身的行为之后，又反过来明确它对子系统的支配作用。

5. 广义进化（演进原理）

从协同学来看，子系统的协同作用和竞争产生序参量，序参量的协同作用和竞争产生自组织，从而完成由系统从无序向有序的进化的过程，这种进化论同样适用于无机界或者有机界，因而是广义的（徐浩鸣，2002）。

综上，协同学关注自组织系统从无序到有序、从有序到有序、从有序到混沌的演化揭示了自组织不稳定—序参量—伺服原理的发展过程。协同学已广泛应用在自然学、社会科学、经济学以及管理科学等许多领域，取得了一些重要的成果。协同学能够解决一些系统的复杂性问题，为研究复杂性事务的演化发展规律提供了新的方法和工具。

区域医疗信息系统是一个基于医学信息标准，众多子系统集成的复合系统，各个系统子模块协同作用构成协同机制。而这个复合系统所具有的不确定性、不稳定性和非线性等特征使系统具有自组织或外部对其施加的作用，从而导致系统整体状态、结构和功能效应的复杂性（王淑等，2009）。根据协同学理论的伺服原理和序参量原理，区域医疗信息系统各个子系统（或异构系统）在建设过程中存在从无序到有序、从有序到有序的发展演化过程，这个演化过程最终结果和有序程度受序参量的控制，各个子系统模块的有效协同用涨落原理可以展示临界点的行为趋势。鉴于区域医疗信息系统共享的信息类型多样和较为繁杂及依据的数据标准各异，协同学原理能解决复杂系统的复杂性问题，为我们研究、设计西部地区区域医疗信息平台和基于信息平台医疗机构间协同业务的开展提供了理论支持和方法学。

（三）创新扩散理论

1. 创新扩散理论的概念及演变

1943 年 Ryan 和 Gross 在美国夏艾奥瓦两个社区对新型杂交玉米种的扩散进行了调查研究，分析发现：创新的采用依靠既存的人际关系和媒介习惯性接触的共同影响，新技术的采用是一个渐进和实验的过程（王慧，2010）。Ryan 和 Gross 的研究对创新扩散的方法论和理论框架产生了重大影响，在前人的研究基础上，美国知名的新闻暨传播学教授埃弗雷特·罗杰斯在其 1983 年出版的《创新的扩散》一书中提出了创新扩散理论。他认为：所谓创新是指被相关的个人或群体视为新颖的构想、操作或产品。从定义可以看出创新是人对传播中的一种感觉和认识，是接受者的主观认识，而与技术或方法是否是真的客观创新无关。创新的扩散是指创新经过一段时间，经过特定的渠道，在某一社会团体的成员中传播的过程。创新的扩散最早来源于法国社会学和社会心理学家加布里埃尔·塔德的模仿定律，塔德把它称为模仿，塔德认为：一项创新和已接受的观点越接近，这种创新被采用的可能性越大，创新的扩散是解释人们行为变化的最基本因素。罗杰斯用采纳代替了塔德提出的模仿，并把研究深入到创新扩散过程。

2. 创新扩散模型——创新扩散 S - 曲线

罗杰斯（2002）认为，创新事物采纳过程要经过认知、说服、决定、实施和确认五个阶段，其呈现正态分布，在此基础上罗杰斯提出了著名的创新扩散 S - 曲线理论。该理论认为：创新事物采纳一开始相对比较慢，采纳的人数不多，当采纳人数（率）达到一个临界点［即临界数量，通常这个临界数量是人口的 10% ~ 20%（麦克卢汉，2007）］后，采纳人数会出现剧增，直到所有可能采纳的人大部分已采纳，达到饱和点后，采纳人数开始逐渐呈下降趋势，创新采纳人数与时间呈现出 S 形的变化轨迹（见图 5 - 41）。饱和点是指创新扩散在社会系统中并不被全部 100% 的目标人群所接受（侯正晔，2008）。通常，大部分创新都不可能得到社会上所有目标人群的采纳，往往只能达到某个百分比，这时新的创新又将开始。

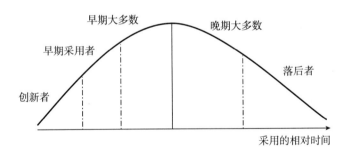

图 5 - 1　创新扩散随时间的采用情况

3. 影响创新扩散的因素

罗杰斯（1983）认为，影响创新扩散的因素有创新采用者的个人特征、创新事物特性、组织特性和组织环境四个方面内容。

（1）创新采用者的个人特征。罗杰斯（2002）在《创新的扩散》一书中开拓性地提出了创新性的概念，它是指社会系统内的个体或其他采纳创新的组织单位相对于其他成员，在多大程度上较早地接受某个观念。他用创新性把采用者分为创新者、早期采纳者、早期大多数、后期大多数、落后者五个群体。不同创新群体的采用者有不同的特征，一般创新者、早期采纳者对创新事物反应敏捷，敢于尝试新事物，能够承担一定的风险，他们一般比较年轻，受过良好的教育和具备较强的能力，是创新事物的采用者、创新扩散的带动者（Gatignon & Rosenton，1991）。识别不同采用者的这些特质，在创新扩散过程中采用不同的方法和策略去吸引他们，有助于促进创新扩散的推广。

（2）创新事物特性。Damanpour（1991）指出在对一个单一的创新进行研究时，应包括对创新特性的研究。也就是说，创新事物的本身特性会影响扩散的程度和速度。因此，研究创新事物自身的特性有助于了解创新采用的规律，一般创新扩散的速度取决于创新事物以下五个主要因素：

1）相对先进性。创新产品与可供选择的其他相比具有更多的优点，技术更先进，能获得更多的潜在利益，那么被采纳的速度就越快。

2）兼容性。新事物和新观念要与采用者和社会系统现有价值观、信念，以往生活方式相协调、一致。要想快速地扩散，需与采用者的适应能力相匹配，与社会固有的价值观不能相冲突。

3）复杂性。指创新事物被理解和掌握的难易程度，创新的复杂程度应该较低，即使用不需要花费太多时间、精力和掌握太多新知识就可以创新，比那些难以把握、需要花费大量时间和精力学习的创新扩散更快。

4）可尝试性。任何一种创新都伴随一定的风险，如果一种新事物可以在小范围内或小批量先进行试用、验证，降低风险，就可以加速扩散过程。

5）可观察性。如果新事物容易被用户所识别和理解，潜在效果可以方便地被观察到，这种特性可以促进创新迅速扩散。

（3）组织特性。组织本身的特性会影响到创新扩散的程度和深度。

1）集权化。通常创新性与组织集权化程度成反比。集权化是指组织的决定权、控制权和指挥权集中在较少一部分人或集团人手中的程度，也即集权化程度越高的组织就越不具有创新精神。与之相反，虽然集权化组织创新能力不强，但执行能力强，一旦做出创新决策，执行效果往往较好。

2）正规化。指组织要求组织成员遵守组织制定的规范程度。正规化要求组织成员遵守组织规章制度、规范和要求，这会在一定程度上阻碍组织成员创新思想的产生。

3）复杂性。指组织成员掌握相对较高水平的知识和专业技能的程度（侯正晔，2008）。复杂性有利于成员创新建议的提出，但过于个性化的创新思维也会阻碍合作，在施行上难以取得一致。

（4）组织环境。组织所处的环境特性也会影响创新扩散的速度，任何一个组织都处在一个特定的外部和内部环境之中，都处在与其他组织互动的动态环境中，受到外部环境中经济、政治和文化等社会系统因素的影响。Fichman（1991）认为，竞争压力是一个能够影响组织创新整体效果的环境变量，组织会因在承受风险范围以内进行技术创新成功而获得利益；反之，如果不进行创新，当其他组织因创新取得成功时，组织将会受到生存的风险。

创新扩散理论自20世纪60年代建立以来，已广泛地应用在教育学、公共卫生、通信、市场营销、社会学和经济学等多个学科领域，研究理论日趋成熟和完善，对卫生领域信息化建设具有重要的指导作用。

从创新扩散基本原理和影响创新扩散的因素来看，一个创新事物要被大众接受需具备相对先进性、兼容性、简便性、可尝试性、可观察性等特征。因此，根据创新扩散理论，西部地区区域医疗信息化建设应结合西部区域实际情况，突破现有构建模式的束缚，创新建设模式，打破传统观念，引入新的技术和理念，构建的模式技术上应该具有相对先进性和前瞻性，功能上应该具有良好的灵活性、适应性和可兼容性，使用界面和操作上应该具有简洁性、易操作和便捷性，产生的效益具有易观察性和可得性等。创新扩散理论为西部地区区域医疗信息化建设和设计提供了理论指导和方向。

（四） 云计算理论

1. 云计算概念及内涵

云计算是一个新兴的 IT 部署和交付模式，用来通过网络实时提供产品、服务和解决方案（唐箭，2010）。云计算的概念最早由 Google 提出，2006 年，Google 启动了"Google101"计划，引导大学生进行"云"系统的编辑开发（唐红、徐光霞，2010）。2007 年 11 月 IBM 推出了"蓝云"计算平台，2008 年 10 月微软推出了 Windows Azure（蓝天）操作系统，雅虎、惠普、英特尔和亚马逊等也纷纷开发和应用云计算平台。云计算在我国发展迅速，中国移动、电信、联通、华为、中兴通讯等都进入了这个领域。

当前，关于云计算还没有一个公认和统一的定义。Google 认为：云计算（Cloud Computing）就是用户将数据全部存在网上远程数据中心，需要时通过互联网连接至数据中心获取即可，需要对数据进行计算处理同样可以通过互联网连接到数据中心进行计算（夏玲军、楼晓峰，2010）。Rajkumar 等（2008）认为，云计算提供的是一种与交互式和虚拟计算构成的分布式系统相同的并行服务。Oracle（2009）在其技术白皮书中给出的定义：云计算是由虚拟的分布式应用设计和网格计算发展演化而来的。GTSI（2009）在其报告中认为：云计算是一种创新性的计算工具，潜移默化地改变着信息技术服务的传输和管理方式。综上所述，较一致的观点是，云计算利用互联网强大的互联性，将各种共享资源、软件和信息像公共服务一样按需提供给各种终端设备。简而言之，云计算的核心思想就是：通过网络把大量的计算实体连接成一个具有强大计算（处理）能力的完整系统，向终端用户提供所需服务，终端用户简化成一个单纯的输入输出设备，不再承担终端的处理负担。

通常，在云计算中我们把提供资源的网络称为"云"，由一些大型服务器集群构成，每一个集群包括几十万甚至上百万台计算机构成，通过网络提供用户所需的计算力、存储空间、软件功能和信息服务等（见图5－2）。

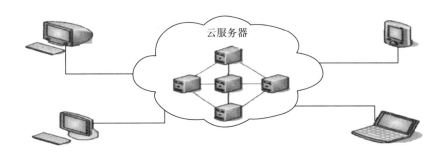

图5－2　云计算模型示意图

2. 云计算的基本组成

（1）基础设施。云基础设施由地理分布的物理机器、大量各种不同类型的存储设备通过集群应用软件、网格技术或分布式文件系统等集合起来协同工作（唐箭，2010），组成大规模的数据中心。

（2）云存储。使用云存储，并不是使用某一个存储服务设备，而是使用整个云存储系统，提供类似数据库的服务，提供一种数据访问服务（唐箭，2010）。所以说，云存储是提供一种新的数据库服务模式，而不是单纯的存储方式，实现存储功能向服务模式的转变。

（3）服务平台资源。基于虚拟资源的平台资源管理层，提供云计算服务资源，对虚拟化资源进行统一调度和管理，基于服务功能调用特定的资源，平台提供环境配置、资源优化调整等服务。

（4）应用程序。云应用利用云软件架构，无须客户在自己的电脑上安装和运行应用系统（钟晨晖，2009）。用户通过网络浏览器访问云服务器和使用平台提供的应用程序。

（5）服务。云计算系统的用户请求即被看作是一种服务请求，它将以提供云服务的形式响应用户的这一请求（唐箭，2010）。所有产品、服务和解决方案都通过网络提供。

（6）客户端。云客户端包括专为提供云服务的计算机硬件和电脑软件终端（钟晨晖，2010），如手提电脑、Google 浏览器等。

3. 云计算的特点

（1）超强的计算能力，"无限"的存储容量。通常每个云计算集群包括几十万甚至上百万台计算机构成的服务器，为用户提供"无限"的数据存储和超强的计算（处理）服务。用户可以通过网络，随时随地从云计算平台中调用服务器资源，从而提高资源的总体使用效率。

（2）虚拟、便捷化的服务。云计算对客户端的设备要求很低，用户可以在任何时间、地点利用浏览器从虚拟远端数据库提取数据（或文档）进行编辑和存储应用服务，无须了解这个资源位于哪台服务器上，只需知道它有什么样的计算能力以及它何时能帮助你就可以了。用户也不需要关心使用的软件是否兼容、是否需要升级或杀毒、维护，这些都由集群服务器提供商进行专业的维护和管理。

（3）高可靠性。云使用冗余、数据多副本容错、计算节点同构可互换等多种措施来保障服务的高可靠性（于志良，2010），云服务端拥有最专业的团队来维护和管理数据中心。此外，严格的权限管理策略，只有指定的人才可以共享数据，不用担心数据的丢失或损坏。

（4）通用性。云计算平台面对所有的用户提供存储和计算服务，同一个平台支持不同的应用需求。也不针对特定的用户，对用户没有特定的要求，对用户端的设备只需有基本的输入输出设备即可。

（5）高可扩展性和灵活性。云的规模可以动态伸缩，通过动态的扩展虚拟化的层次来满足应用和用户规模增长的需要（于志良，2010）。能够兼容不同硬件厂商的产品、兼容低配置机器和外设，并获得高性能计算。

（6）按需服务。云拥有一个强大的资源集群，可以为用户提供各种服务，用户可以根据自己的需要购买相关的服务，按需付费。

（7）极其廉价。对用户而言，不用考虑购买存储资源服务器和计算机等硬件设备，不用考虑数据中心的建设和维护，无须管理人员和能源消耗支出，用户只需支付相关购买带宽和应用服务租金费用。对于云计算提供商来说，云数据中心的集中式管理大大降低了管理成本，平台面向不特定的众多用户提供存储和计算服务，使资源利用率大幅提升，可以极低的价格向用户提供优质价廉的专业化、规模化的信息服务。

4. 云计算应用模式

（1）软件即服务（Software as a Service，SaaS）。云计算通过 WEB 浏览器向用户提供某种软件使用权，用户无须购买服务器设备或是软件授权（唐箭，2010），而是向提供商租用基于 Web 的软件。从厂商来说，由出售软件转变为提供服务，通过收取使用费获取收益。对终端用户来说，可节省一次性购置费用，节省日常维护和使用管理费用，按需付费，降低使用成本。

（2）基础设施即服务（Infrastructure as a Service，IaaS）。用户通过 Internet 可以从云处获取处理、存储、网络和其他基础性计算资源，用户可以利用这个基础设施平台部署或运行自己的应用服务。

（3）效/实用计算（Utility Computing）。这种云计算帮助企业创建虚拟的数据中心，把内存、I/0、存储和计算容量等通过网络集成为一个虚拟的资源池来为整个网络提供服务，从而提高存储资源的使用效率。如 3Tera 的 AppLogic。

（4）云计算领域的 WEB 服务（网络服务）。WEB 服务提供商通过提供 API 让开发人员能够开发出基于互联网的更多应用，而不是由网络服务供应商自己来提供所有的单机应用软件。如 Google Maps。

（5）平台即服务（Platform as a Service，PaaS）。软件即服务（SaaS）的变种（唐箭，2010），以软件研发的平台作为一种服务，用 SaaS 的模式来运营，即提供商开发、提供一个基础公共软件服务平台，用户在这个基础平台架构上创建自己的应用软件，通过网络传递给其他用户。这类平台服务使用还存在一定的技术门槛，基于平台的二次开发也受到平台厂商的设计规定与容量限制。

（6）管理服务供应商（MSP）。管理服务是最古老的应用模式之一。它通常面向的是 IT 管理人员而不是终端用户，为 IT 行业提供服务（唐箭，2010）。如电子邮件病毒扫描等。

（7）服务商业平台。SaaS 和 MSP 的混合应用，为用户和供应商间提供了一种交互性服务平台（唐箭，2010），常见于商业贸易领域。

5. 云计算部署模型

根据云计算数据中心拥有者的不同，分为：

（1）公共云。由某个大型供应商构建一个云计算平台，该供应商提供自己的云基础设施面对所有公众或某个大型的行业群体提供云服务，不限定用户，用户通过互联网访问，付费使用云计算平台资源，但不拥有云计算资源。如 Google 通过互联网提供的云计算服务即为此类。

（2）私有云。某一个特定组织内部搭建的云计算环境，云基础设施只为组织内部客户提供云计算服务（王斐，2010），这个特定组织拥有云计算的资源权，并可根据自己的特定需求进行特色服务和创新服务。如中国石化集团的企业云计算平台。

（3）混合云。公共云和私有云的组合，组织既有自己独立的内部云计算基础设施，也使用公共云提供的云服务，通过互操作技术，集成数据和应用。混合云增加了跨不同环境使用分布式应用程序的复杂性，以及内外两种环境不同的基础设施和网络的安全性、保密性等，因而不适于复杂数据库或需同步的应用程序（杨熙贤，2010）。

（4）联合云。两个或多个云组织有各自独立的云基础设施，云基础设施间通过标准的或私有的技术绑定在一起（陈尤、肖敏，2010），通过标准化接口交换数据和计算资源，无缝衔接。

综上所述，云计算不仅是一种超级计算模式，更是一个新兴的商业模式，显示了信息产业由硬件转向软件、软件转向服务、分散服务转向集中服务的发展趋势（林沛，2010）。基于互联网的云计算以高性价比、高可靠性和灵活性已成为未来 IT 的发展方向。这为西部区域医疗信息化建设模式提供了技术理论基础和工具。

三、西部地区区域医疗信息化建设和运营模式设计

（一）西部地区区域医疗信息化建设方案设计

总体来看，全国各地以信息技术带动医疗改革的区域医疗信息化建设试点项目形成的四种有代表性的模式都是从当地实际情况出发，精心设计、组织实施，取得了一些有益的经验，具有一定的合理性与有效性。但是，从四川省调查资料统计分析和研究中，我们也可以看出，如果按照传统的依靠政府投入、采用异构系统接口的方式进行区域医疗信息化建设存在较大的缺陷，无论是政府，还是医疗机构和软件供应商都存在许多问题，可持续发展面临严峻的考验。基于此，要想建立一个可持续发展的、符合区域医疗卫生服务需求，兼顾医疗机构、患者、医疗保险机构、卫生行政机构、网络通信商、IT供应商、政府等众多利益相关者利益诉求，必须结合我国区域实际情况，在现有实践经验的基础上，进行区域医疗信息化建设模式创新。

1. **基本思路**

区域医疗信息化建设的目标是：以医疗资源共享、医疗信息共享、医疗协同服务为目标，以信息网络技术为依托，建立起基于医疗卫生标准和保证安全性的区域医疗共享平台，实现区域内医疗服务、医疗信息、医疗资源的统一调度、配送和服务共享，提供医疗机构间双向转接诊、远程会诊和远程医学影像会诊、预约挂号、医疗咨询等，实现区域内医疗资源的最佳配置和合理利用等。因此，要实现区域内医疗机构信息共享、医疗资源统一调配，首先，区域内医疗机构信息系统应具备区域集成的条件，即

要有较高的信息化水平和管控能力；其次，要建立区域医疗卫生数据中心，以此集成区域内医疗机构产生的医疗数据，提供数据互换、共享平台；最后，还要建立适合区域医疗信息集成平台运行的流程与规范，以保证整个协同医疗服务信息平台高效稳定运行。

基于此，以西部地区区域医疗信息化建设理论基础为指导，结合前述对国内外区域医疗信息化建设和以四川省为例的西部地区区域医疗信息化建设模式选择影响因素的探讨，以及西部地区医疗卫生服务需求及医疗机构信息化建设的实际状况，方案设计的基本思路：

（1）整合政府、医疗卫生机构、软件供应商和其他社会资源，由第三方医疗信息服务（运营）商整合、研发一个能满足各级医疗卫生机构业务需求、卫生行政部门监管需求、公共卫生服务需求、医疗保险机构业务需求的统一的区域医疗信息平台（包括医疗机构业务应用系统）。

（2）以共享软硬件资源和技术支持服务的方式，由服务（运营）商投资在区域内集中建设、统一部署共享区域医疗信息平台和数据存储中心，集中存储和维护区域内所有医疗卫生机构的医疗数据。

（3）区域内各级医疗卫生机构不需建设本机构业务系统，以交服务费的方式，使用共享区域医疗信息平台提供的所有软件和硬件服务、数据存储服务，系统运行维护由服务（运营）商负责。

（4）以共享区域医疗信息平台，面向各级医疗卫生机构、政府机关、医疗保险机构、居民和患者、公共卫生以及其他机构提供统一格式和制式的软、硬件服务，实现区域医疗信息共享和资源共享，促进分层次城乡一体医疗卫生服务体系的形成。

2. 方案特点

（1）建立了新的模式，由第三方医疗信息服务（运营）商投资研发、建设和管理，解决了区域医疗信息化建设中资金、技术和人才难题，共享医疗信息平台产生的规模效应可以降低建设和管理成本，使维护和升级更方便、更专业。

（2）参与医疗机构不需建设本机构业务应用信息系统和数据存储数据

库，采用云计算模式由区域医疗信息平台统一提供，从而节省了建设费用以及降低了投资风险，低成本、低风险、高效率地完成了医疗机构信息化建设。

（3）医疗机构由购买软件变为交纳服务费的方式，获得区域医疗信息平台提供的应用软件服务、数据存储与管理服务、系统运行维护和系统升级服务。软件是服务，医疗机构是购买共享医疗信息平台提供的服务，而不是购买软件产品，投资低，大家都用得起。

（4）由市场推进而非政府推进的方式开展区域医疗信息化建设，以医疗机构交纳的服务费作为共享区域医疗信息平台建设、运营和维护费用，平台运营资金具有可靠的来源。

（5）统一的业务应用系统，统一的数据结构，能实现完整的数据交换、整合，数据稳定性高；统一的操作界面和存储模式，使操作更便捷，便于医疗机构间开展协同医疗服务。打破了实施标准化的桎梏，这是社会与政府和机构期盼的，整合达到对立统一。

（6）共享区域医疗信息平台包括医疗机构业务系统、医疗机构间信息交互与协同服务应用系统、医疗机构—政务信息交互系统、医疗机构—公共卫生信息交互系统、医疗机构—医疗保险信息交互系统、居民电子健康档案系统、公众信息服务系统等。实现了一个平台支持临床医疗服务、卫生行政部门管理、公共卫生服务等多项应用（陈敏等，2009）。

（二）基于共享医疗信息平台的区域医疗信息化建设和运营模式的可行性

1. 医疗机构信息化基础

通常而言，区域医疗信息化是建立在参与医疗机构具有较高信息化应用基础上的。而我国西部地区医疗机构信息化应用水平普遍较低，大多数还停留在医疗信息化建设的第一个阶段，即满足以财务收费为主的医院管理信息系统阶段，真正的临床业务信息系统运用还较少，要完成临床信息系统建设需要耗费巨额资金且过程漫长，这是大多数医疗机构难以承受的。另外，西部地区自然条件恶劣，整体经济较落后，医疗卫生事业经费投入不足，大多数医疗机构缺乏信息化高级专业技术人员，决策者对医疗信息化技术发展趋势和选择缺乏深刻理解和相关专业知识，建设风险大。

由第三方医疗信息服务（运营）商投资建立统一的区域医疗信息平台来实现区域医疗信息化建设，可以有效地规避单个医疗机构信息化建设的投资风险，低成本、低风险、高效率地完成医疗机构信息化建设和区域医疗信息化建设。

2. IT、网络技术

随着现代信息技术和网络技术的发展，集中建设，统一部署在技术上已成为现实。例如，云技术为集中建设区域性数据中心提供了技术支持；基于 SOA 的系统应用软件技术架构具有良好的适用性和灵活性（李俭，2009）；使用 Portal 技术可以为用户提供一个方便、可定制化、安全和以工作流为中心的可移动的使用环境（钟云燕，2009）；HL7、ICD－10、DICOM、IHE、XML、WEB－SERVICES 等医疗行业信息标准的运用使系统具有良好的开放性和可集成性（杨宏桥等，2009）；使用 Internet 加 VPN 技术为较低费用下获得安全数据传输提供了网络支持（黄勇，2009）；等等。

3. 建设投入与运维成本优势

在分析、梳理医疗机构现有业务流程的基础上，由第三方医疗信息服务（运营）商集中建设、统一部署一套区域医疗信息平台，所有参与医疗机构使用信息平台提供的统一的软、硬件服务和集中的数据存储服务，多机构共用一个系统平台软硬件资源和技术支持服务，统一建设、统一管理、统一使用、统一维护和升级等，将极大地降低医疗机构信息化建设和运维成本。

4. 商业运营模式清晰

这是最重要的，把政府做变成市场做，均受益而无受损者则是普适，且能持续发展的根本。医疗机构由购买软件变为交纳服务费的方式，获得区域医疗信息平台提供的应用软件服务、数据存储与管理服务、系统运行维护和升级服务。第三方医疗信息服务（运营）商以医疗机构交纳的服务费作为区域医疗信息平台建设、运营和维护费用，各方利益诉求均得到了有效保证，平台运营资金有可靠的来源。此外，还可以与其他医疗科学研究机构、药企等联合开发利用系统平台存储的海量医疗数据资源，合法获取更高收益，商业运营模式清晰。

（三）基于共享医疗信息平台的区域医疗信息化建设与运行可能遇到的困难

1. 建设模式的创新与传统思维的冲突

由第三方医疗信息服务（运营）商投资建立统一的共享区域医疗信息平台和区域性数据中心，集中存储和管理医疗机构产生的医疗数据，打破了原来医疗机构分散建设、各自管理本医疗机构产生的医疗数据的传统模式，受医疗机构管理者担心失去对医疗数据的控制，以及视医疗数据为自身私有财产的狭隘保护主义情绪影响，可能会阻碍这种区域医疗信息化建设模式的推行。

2. 各医疗机构业务流程、组织架构等改造、重组压力大

由第三方医疗信息服务（运营）商集中建设、统一部署的区域医疗信息平台，制定并规范了统一的医疗机构服务标准、业务流程和组织架构，加入应用的各级医疗机构在信息化应用实施中需按系统流程要求对自身原有业务流程、组织架构、资源配置等进行改造和重组。然而，由于规模、业务模式、观念、制度和习惯等众多原因，参与医疗机构往往在服务模式、业务流程、岗位人员工作习惯等方面相差极大，医疗机构要面临极大的业务流程、组织架构等改造、重组，压力较大，结构性的调整在所难免。如果不按统一的标准改造，而是按参与医疗机构过多的个性化需求对系统进行改造，将极大地降低系统整体性能，最终使区域医疗信息化建设陷入困境。

3. 使用人员素质

基于共享区域医疗信息平台的区域医疗信息化建设对使用人员的素质

要求更高,一方面由于参与医疗机构都在一个系统平台开展工作,如果使用人员业务不熟或误操作可能会给系统整体稳定性带严重的后果;另一方面加入区域医疗信息平台后,所有操作均在计算机(网络)上完成,这就要求使用人员需具有一定的计算机和网络基础知识,而基层医疗机构人员信息素质普遍较低,加上对计算机使用的畏难和抵制情绪,可能会增大信息系统平台的推行阻力。

4. 服务费收费标准的制定

加入区域医疗信息平台应用的各级医疗机构以交服务费的方式使用系统平台提供的软、硬件服务和集中的数据存储服务,医疗机构按什么标准缴纳服务费,多少为合适,增长率如何定等?尚没有标准可以借鉴,服务收费标准的多少将直接影响医疗机构参与的积极性,需要制定一个科学、合理的收费标准,这需要在以后的建设实施过程中逐渐摸索和科学测定。

5. 第三方医疗信息服务(运营)商的实力

由第三方医疗信息服务(运营)商投资建设、集中部署统一的共享区域医疗信息平台和区域性数据中心,这对第三方服务(运营)商的实力和平台运营能力提出了极高的要求。此外,作为承建商和运营商,需熟悉医疗行业的管理与业务运行模式(包括工作流程与业务规则),有较强的流程梳理和管理能力,对用户的需求能充分理解,能帮助医院管理需求,掌握系统平台建设、开发的核心技术,而国内能够满足如此苛刻条件要求的服务商可谓凤毛麟角。

6. 网络和系统的稳定性

虽然现在信息技术、网络技术能够达到系统平台数据库集中建设、集中存储的技术要求,但受到地震、异常气候变化、人为损坏等各种意想不到的特殊情况影响,系统平台可能发生宕机、网络数据传输中断、数据丢失等事件。此外,由于权限问题在前端无法得到解决,基层发现的问题需向数据中心反映,基层人员的应变能力相对削弱了,一旦出现"状况",可能导致正常的医疗业务活动停顿,鉴于日常业务活动对数据库的高依赖性,需要建立应急灾备备份机制,会使投资有所增加(刘潇,2008)。这就对加入区域医疗信息平台的医疗机构数量有一定要求，加入者越多，平摊成本越少，成本—收益优势越明显；反之则不然。

四、本章小结

本章在简略地描述了区域医疗信息化在医疗服务体系中的角色和作用的基础上，从免费理论、协同学理论、创新扩散理论和云计算理论等管理学理论和技术理论出发，阐述了西部地区区域医疗信息化建设的理论基础、技术方法和工具。然后在理论基础指导下，综合前文论述，提出并详细阐述了共享医疗信息平台的西部地区区域医疗信息化建设和运营模式的基本思路和方案特点，以及该模式的可行性和在建设中可能会遇到的困难。

第六章

基于共享医疗信息平台的区域
医疗信息化建设实践研究

第五章提出的西部地区区域医疗信息化建设模式，是在对国内外区域医疗信息化建设和以四川省为例的西部地区区域医疗信息化建设模式选择影响因素的分析、结合西部地区医疗卫生服务需求及医疗机构信息化建设的实际状况基础上提出的对策性探讨。为了检验这一模式的合理性和有效性，在成都市金堂县县委、县政府的支持下，笔者所在的课题组根据科技部、卫生部"十一五"科技支撑计划重点项目课题——"区域协同医疗服务示范工程"课题指南要求，将上一章所提出的西部地区区域医疗信息化建设模式用于指导四川大学华西医院与成都市金堂县"统筹城乡医疗卫生事业发展示范县——区域协同医疗服务示范项目"的实践，提出了金堂县统筹城乡区域医疗信息化示范工程建设的整体思路和建设方案。

该示范项目于 2009 年底开始在全县医疗卫生机构陆续上线，经过近一年的建设和实施，区域医疗信息化特征逐渐呈现出来。本章通过对四川大学华西医院与成都市金堂县"区域协同医疗服务示范工程"的建设过程进行实证研究，找到和发现区域医疗信息化建设中存在的不足和缺陷，结合国家"十一五"科技支撑计划目标为探索西部地区区域医疗信息化建设和发展方向提供科学依据，总结试点过程中的成败得失经验，为国家相关部门制定区域医疗信息化建设规划和实施方案提供借鉴。

一、基本情况

（一）四川大学华西医院概况

四川大学华西医院成立于1892年，已有100多年的建院历史，是一所集医、教、研为一体的综合性教学医院，是当今全世界单点规模最大的医院。医院占地面积900余亩，业务用房30余万平方米，开放床位4300张，现有员工7100余人，共设有38个临床科室，16个医技科室，2010年门诊量314.7万人次，出院病人15.9万人次，手术7.7万台次，平均住院日9.74天[①]。

经过100多年的建设，医院已发展成为西南地区疑难和急危重症的诊疗中心，中国高等医学教育的重要基地，中国重要的医学科学研究和技术创新的国家级基地[②]。医院拥有一大批包括973计划首席科学家、中国科学院院士、长江学者、国家自然科学基金杰出青年等杰出的临床医学专家和医学科学家，医疗技术水平、临床和基础科研居于全国综合类医院前列，发表高层次论文总数居全国医疗机构前茅。

四川大学华西医院与全国特别是西部地区医院建立了广泛的网络联系，组织建设了区域性医疗机构发展协作网和华西远程医学网络平台，截止到2010年，共有474余家地、市、县级医院加入协作网，395家医院加入了远程医学网络，辐射全国12省市区。远程网络教育和会诊平台的建设和实施，为区域医疗信息平台构建和研究提供了良好的基础。

---

①② 四川大学华西临床医学院/华西医院简介（2010版）［EB/OL］. http：//www. cd120. com/xueyuangaikuang//2010/0303/4550. html.

2003 年为推动医院信息化建设，华西医院启动了数字化医院建设，经过 5 年的论证、调研，与国内外 13 家大型医院和 10 余家信息系统供应商［杭州创业、天健、新加坡国家电脑集团（SCS）、GE、Trackcare、IBM、思科、微软、Siemens、Sun 和麦肯锡等］进行了深入探讨和交流（黄勇，2009）。已在全院构建完成了数字化医院建设，运行良好。2006 年，以科技部、卫生部"十一五"科技支撑计划重点项目课题——"区域协同医疗服务示范工程"项目立项为契机，以华西数字化医院建设项目为依托，研发支撑各级医疗卫生机构业务运行与发展、卫生行政主管部门管理需求的区域性数字化医疗服务信息平台（黄勇，2009）。并于 2009 年底开始在金堂县第二人民医院及 6 家乡镇卫生院部署、上线运行，系统平台运行平稳，得到了临床一线广大医务人员及其他使用人员的认可。

（二）合作公司概况

1. 成都华西公用医疗信息服务有限公司

成都华西公用医疗信息服务有限公司，成立于 1999 年，公司员工 100 多人，其中研究生占 23%，本科毕业占 72%，拥有一批取得 Microsoft、IBM、SUN、CISCO、CNE、CA 证书及软件程序员资格认证的技术人员（黄勇，2009）。公司致力于信息技术在医疗领域的应用开发，主要从事远程医学系统的应用研发、平台建设、计算机网络集成、智能楼宇综合布线、临床医疗医学教育、医学科研的信息产品开发利用及传播、网络健康咨询和教育、医院管理信息系统和临床医疗信息系统的软件开发等高科技项目[1]。

公司自成立以来，一直承担华西医院的信息化建设、维护、管理工作，以及"华西医院远程教学、远程会诊系统"的研发和产品化工作[2]，积累了丰富的医院信息系统研发、建设和管理的经验。具备了开发具有产

---

[1][2]　成都华西公用医疗信息服务有限公司［EB/OL］. http：//yp. scjg. com. cn/Company - 6480. html#.

品能力的跨医疗机构的区域性数字医疗信息系统的领域经验、技术实力以及配套资源（黄勇，2009）。该公司以华西医院信息化工程为依托，已完成了以数字化医院信息系统产品为基础的区域性医疗信息平台的研发。

2. 四川省电信有限公司

中国电信四川省分公司是中国电信股份有限公司在川设立的分公司，是四川省事实上承担普通电信服务、党政机要通信、国防通信、保密通信、应急通信等任务的唯一通信企业①。在川电缆已覆盖了四川省 21 个市州、所有县级城市和 90% 乡镇，拥有覆盖最好的 3G 移动网络，覆盖了省内 21 个市州、所有县级城市和 50% 乡镇，拥有专业的应急通信保障队伍和专业的通信维护队伍。为了保障区域医疗服信息平台的建设和运行，四川省电信有限公司将投入网络资源支持平台建设，保障网络通信并为区域医疗信息平台提供集中的灾备管理服务。

（三）金堂县概况

金堂县地处成都市东北部，成都半小时经济圈内。全县总面积 1154 平方公里，有乡镇 21 个，总人口 88.33 万，2009 年生产总值 111.2 亿元，人均 GDP 14755 元，城镇居民人均可支配收入 13635 元，人均消费支出 10479 元，农村居民人均纯收入 5800 元，农村居民人均生活消费支出 3628 元，新型农村合作医疗参保人数达 60.11 万人②。全县各级各类医疗卫生机构共 354 所，其中综合性医院 3 所（二级甲等 1 所，二级乙等 2 所）、县级中医专科医院 1 所（二级乙等）、县疾控中心 1 所、县卫生执法监督机构 1 所、县妇幼保健机构 1 所（二级甲等）、乡镇卫生院 21 所、地名卫生院 6 所、村卫生室 312 所、驻县医疗机构 4 所、民营医疗机构 2 所，编制床位共 1573 张。此外，全县有卫生技术人员 2080 人，平均每千人拥有卫生技术人员 2.44 人，基本形成了较为完整的县、乡、村三级医疗卫

---

① 四川省电信有限公司［EB/OL］. http：//www. sctel. com. cn/aboutus/index. jsp.

② 金堂县 2009 年国民经济和社会发展统计公报［EB/OL］. http：//222. 210. 127. 214/zhengwugongkai/detail. jsp？ ID = 19576.

生服务系统。

作为成都市农业人口大县，丘区面积占全县地域 80%，卫生事业发展经费投入有限，医疗卫生资源和服务水平存在较大的城乡差距，资源缺乏整合，过度医疗与闲置浪费现象并存，"看病难""看病贵"问题突出。

（四）成都市金堂县"统筹城乡医疗卫生事业发展示范县——区域协同医疗服务示范项目"概述

国家发展改革委于 2007 年 6 月正式批准成都市为全国统筹城乡综合配套改革试验区，医疗卫生服务作为社会公共服务体系的重要组成部分（黄勇，2009），是统筹城乡综合配套改革的重要工作内容。金堂县作为成都市农业人口大县，医疗卫生事业经费投入有限，全县医疗卫生机构虽然经过 2007 年的"标化建设"，硬件条件得到了较大的改善，县乡村三级医疗服务体系得到了恢复和完善，但城乡之间医疗资源配置、人员素质、医疗卫生机构技术水平、管理能力和服务能力尚存在较大的差距，分级协同医疗服务机制没有支撑条件，患者无序流动，缺乏有效的管理工具，重复医疗与不合理医疗缺乏有效的监管工具，"看病难""看病贵"仍然是大众反映的突出问题。

面对成都市全国统筹城乡综合配套改革试验区的发展机遇和国家新一轮医药卫生改革契机，四川大学华西医院与成都市金堂县合作共建"统筹城乡医疗卫生事业发展示范县——区域协同医疗服务示范项目"，建设金堂县与华西医院的区域医疗信息平台。借此平台整合全县 5 家县级医疗机构（2 家二甲和 3 家二乙医院）和 24 家乡镇卫生院，与四川大学华西医院建立分级协同医疗服务体系，充分利用四川大学华西医院在人才、技术、管理等的资源优势，面向县医院及乡镇卫生院开展在线人才培养、医疗技术培训、协同医疗服务（院间预约挂号、远程会诊、远程查房、远程医学影像诊断、双向转接诊）、临床应用科研和医院管理等方面的协作，提升区域内整体医疗技术水平和服务能力。以信息共享、知识共享、资源共享、协作服务为纽带，以区域医疗信息平台为工具，建立有序、高效的分级协同医疗服务模式，将病人在院间的无序流动转变为有序管理，提高资源利用效率，降低医疗服务费用，有效缓解和解决"看病难""看病贵"的问题。

二、示范项目设计思路

（一）示范项目建设目标及应用范围

以四川大学华西医院为核心，在金堂县建立一个统一的区域医疗信息平台，支撑华西医院与金堂 5 家县级医疗机构（金堂县第一人民医院、第二人民医院、第三人民医院、金堂县妇幼保健院、金堂县中医医院）和 24 家乡镇卫生院建立分级协同医疗卫生服务，实现城乡医疗卫生服务的均衡发展，构建全域金堂城乡一体化医疗卫生服务体系。

应用范围覆盖：华西医院、金堂县 5 家县级医院和 24 家乡镇卫生院，覆盖人口约 88.33 万。

（二）示范项目建设内容

1. 区域性数据中心建设

在金堂县建设一个统一的数据存储中心，集中部署数据存储系统、数据库主机系统、应用服务系统，面向金堂各级医疗卫生机构提供软件服务和数据存储与管理服务（黄勇，2010）。金堂县各医疗机构不再建设单独的数据存储服务器，医疗机构发生的医疗数据统一集中存储在数据存储中心，各医疗机构通过城域网登录数据中心，共享数据中心资源。

2. 区域医疗信息平台建设

（1）医疗机构业务系统。对加入金堂县区域医疗信息平台的各医疗机构安装统一的医院业务信息系统，实现医疗机构各类业务数据采集、存储和管理数字化。具体包括门诊管理系统、急诊管理系统、住院管理系统、药品管理系统、卫生资材管理系统、临床业务系统（医生工作站、护士工作站）、结构化多媒体电子病历系统、LIS 系统/PACS/RIS 系统、医技科室报告系统、手术麻醉监护系统、公共卫生业务系统（含体检系统、健康档案系统、健康教育、传染病与疫情管理、妇幼保健、计划免疫、计划生育）、数据仓库与数据挖掘应用系统等。

（2）医疗机构间信息交互与协同服务应用系统。

1）病人索引系统。区域内每一患者建立一个唯一的 ID 识别号，统一病人索引，统一归类、管理患者的诊疗信息和基本信息，共享个人健康档案（EHR）。

2）医疗卡应用系统。结合统一的病人索引，统一医疗卡识别病人系统，实现"一卡通"，统一归类、存储病人的健康信息及诊疗信息。此外，扩展医疗卡的应用功能，利用银行网点多，实时结算功能，与银行及医保系统互联互通，实现共享注册信息、预约挂号与刷卡结算。

3）院间预约挂号与双向转接诊管理系统。通过该系统实现医疗机构间的预约挂号服务，以及医疗机构间的双向转接诊服务，为患者提供连续的治疗、康复治疗跟踪指导和质量控制管理。

4）远程医学应用系统。通过该系统在患者诊疗信息共享基础上开展医疗机构间的协同医疗服务合作，实现医疗机构间的远程会诊、远程医学影像诊断、远程查房和医生间的协同工作。扩展医务人员毕业后进修、培训模式，利用系统开展在线医务人员培养，实现以视频会议、网络视频教学、基于系统疾病的教学病历数据库的远程医学教育。

5）协同临床科研应用系统。利用该系统实现医疗机构间临床科研合作。开展病人的治疗随访跟踪调查，开展以病种为中心的临床数据库建设，协同开展常见病、慢性病的临床治疗研究和临床路径研究（黄勇，2009），制定和推广常见病和慢性病的单病种临床路径规范和指南，利用该系统与医药企业和研究机构联合开展临床转化研究，提高研究效率和效果。

（3）医疗卫生机构—政务信息交互系统。与卫生行政管理部门、疾控中心、社会保障部门、公民基本数据库等（黄勇，2009）政务部门信息系统实现互联互通，改善行政监管模式。通过该系统实现：

1）与医疗机构实现实时的数据共享和对医疗机构资源配置与运行状态实时监控。

2）实现医疗卫生政策、法规的统一网上发布与提供实时、在线的网上咨询服务。

3）实现传染病、公共卫生事件及其他突发事件的系统自动申报和监测服务。

4）支持城镇职工医疗保险、城镇居民医疗保险和新农合医疗保险的联网结算服务等。

（4）区域电子健康系统。通过医疗机构对业务的数字化采集和存储，统一归类、存储和管理区域内居民基本信息、健康信息和诊疗记录，建立居民电子健康档案，并实现实时更新、维护电子健康档案，和基于患者授权的共享使用（李玉杰等，2008）。

（5）公众信息服务系统。面向社会公众建立统一的 Callcenter、Portal 服务系统，支持参与医疗机构向社会公众提供服务项目查询、健康知识咨询、预约挂号服务、网上预约服务、医疗咨询、检查检验结果查询、健康档案检索与信息维护服务等（黄勇，2009）。

3. 网络建设

（1）数据存储中心机房及配置。金堂数据存储中心主机房建设在华西公用有限公司集中数据存储机房，机房配备有 24 小时恒温精密空调、专业消防设施和门禁监控系统。内有刀片服务器机箱、金堂 HIS 主数据库服务器和乡镇卫生服务器、金堂数据挖掘服务器、集成主服务器及备机服务器、金堂应用服务器、金堂 DNS 及备机服务器、金堂磁带库备份服务器、VC 服务器、一体式 KVM 等各式服务器。另外有 IBM－N 系统 6040 存储阵列和磁盘库组成的企业级光纤通道磁盘阵列、BROADCADE 的 SAN 光纤交换机、TS3200 磁带库等组成的 SAN 存储（FC - SAN + IP - SAN）。CIS-CO3850 路由器、CISCO3750G - 24T - S 交换机、CISCO2960HA 内联交换机、ASA5520 - CSC10 - K9 防火墙、RedWareAD3020 负载均衡器等网络设备。

（2）医疗机构内网建设。医疗机构院内建立一个千兆汇聚、百兆到桌面的内部局域网络（交换机双线道，桌面用机单线道），连接院内所有临床业务科室和终端机，支持医疗机构业务系统的运行。

（3）医疗机构与数据库接入情况。

1）网络接入方式：县级医院以光纤接入，乡镇卫生院以 ADSL 专线接入。

2）线路：单个医疗卫生机构均以 2 条双核心、双线路连接数据库。

3）带宽：每条线路带宽均为 2M。

4. 区域医疗信息平台建设与商业运营模式

作为试点项目，该项目得到了金堂县政府的大力支持，金堂县区域医疗信息数据中心由成都华西公用医疗信息服务有限公司和金堂县政府共同出资建设。华西公用医疗信息服务有限公司负责研发并部署金堂县区域医疗信息系统平台应用系统和数据库存储系统，负责平台的日常运行维护升级。金堂县参与区域医疗信息平台的医疗机构只负责本机构院内网络建设与工作用电脑的配置，以交纳服务费的方式获得平台提供的所有软、硬件服务和数据存储服务。成都华西公用医疗信息服务有限公司以医疗机构交纳的服务费获取收益和维持平台的运维。

三、示范项目建设现状及运行效果评价

（一）总体情况

金堂县区域医疗信息系统于 2010 年 1 月开始在以金堂县第二人民医院

为核心的第一组团区域医疗机构陆续上线（包括金堂县第二人民医院、金堂县淮口中心卫生院、金堂县福兴中心卫生院、金堂县赵家镇卫生院、金堂县三溪镇卫生院、金堂县平桥乡卫生院、金堂县白果镇卫生院）使用，经过近一年的建设和实施，已上线系统总体情况如下：

1. 医疗机构业务系统

（1）门急诊业务系统。包括个人索引管理系统、门急诊挂号系统、门急诊收费管理系统、门急诊中西药房配发药系统、门急诊医生工作站系统、门急诊护士工作站系统、门诊治疗检查管理系统等。

（2）住院业务系统。包括住院入出转管理系统（ADT）、住院收费管理系统、住院医生工作站系统、住院护士工作站系统、结构化电子病历系统、住院药房配发药系统等。

（3）医政业务系统。包括病案管理系统、传染病管理系统、感染管理系统、病历质控系统等。

（4）医技系统。包括超声报告系统、心电图报告系统、放射信息系统（PACS/RIS）、内镜报告系统、病理报告系统、实验室信息系统（LIS）〔包括主体功能（临床检验服务的全流程管理系统）、血库、生化、免疫、临检、微生物、其他〕等。

（5）其他系统。包括药品（资材）库房管理系统、医疗机构数据共享系统、医疗机构数据挖掘、卫生医疗服务机构成本核算系统等。

（6）社区乡镇卫生医疗机构业务系统。包括基本医疗（社区医疗服务业务系统，包括临床与收费系统）、健康档案系统（个人健康档案和家庭健康档案）、慢病管理系统、计生系统、传染病管理系统、妇幼保健系统等。

2. 医疗机构区域协同业务系统

包括机构信息发布系统、双向服务预约系统、双向转接诊管理系统、远程会诊咨询系统、远程放射诊断系统、远程医学教育系统等。

3. 医疗机构集成平台系统

包括医保数据接口、新农合数据接口等。

（二）项目系统运行情况

金堂县区域医疗机构的信息化建设与应用水平已由单纯的经济管理系统发展为由200多台网络计算机组成的区域网络信息平台。集成了医疗机构业务信息系统、区域协同业务系统、集成平台系统（医保、新农合数据接口）等子系统60多个模块。涵盖了临床、医技、药品（资材）、协同医疗服务、数据挖掘、行政监管等各个领域，各类信息在华西医院与金堂县第一组团医疗卫生机构所属区域内实现了数据的集成和共享，实现了病人基本信息及临床记录共享。

1. 医疗机构业务系统

（1）HIS系统。第一组团所有医疗卫生机构已全部安装了HIS系统，基本覆盖了门急诊/住院、挂号划价收费室、药剂科、临床科室、医技科室、病案统计、财务科等业务科室和部分行政管理科室。实现了区域内病人主索引的统一，支持"一卡通"发放、补发等相关管理工作；实现了医疗机构业务活动电子化；在统一个人索引基础上，实现了区域内医疗机构之间共享病人基本信息，归集个人诊疗记录；实现了数据集成、共享和实时统计分析。

HIS系统的应用改变了医务工作人员原有传统工作模式，从手工、纸质工作方式转变为电子化工作方式，减少了工作量，提高了工作效率，统一的诊疗模式也降低了差错发生率。此外，HIS系统的应用促进了对区域内所有医疗机构原有业务流程的梳理和调整，规范和统一了业务流程，减少了医疗机构间业务流程的差异性，为区域内医疗机构规范管理提供了基础和强有力的工具。

（2）医技系统。第一组团所有医疗机构检验科已基本安装了LIS系统，实现了LIS系统与医院HIS系统、协同业务平台的联网；实现了自动采集检验数据，整个检验过程全自动化，同时也支持数据的手工录入；LIS系统的应用实现了区域内患者检验结果的在线查询和调阅，实现了检验报告的自动生成打印，提高了医务人员的工作效率。

县第二人民医院放射科 2 台设备安装了 PACS 系统，胃镜室 2 台胃镜安装了 PACS 系统，同时都安装了 RIS 系统工作站进行登记、报告和管理工作，实现了自动化数字归档存储。PACS 系统实现了与医院 HIS 系统、协同业务平台的互联互通，实现了影像资源在医疗机构间共享，临床医生通过医疗信息平台随时查询和调阅病人的影像结果报告及图像资料。乡镇卫生院由于检查设备不支持数字化信息采集，暂时没有上 PACS 系统。

县第二人民医院 B 超室 1 台普通 B 超和 1 台彩超已安装了超声报告系统，实现了与医院 HIS 系统、协同业务平台的互联互通，临床医生可以及时查询病人的 B 超检验结果。

（3）医生（护士）工作站系统。对第一组团所有医疗机构的门急诊和住院业务流程进行了重新梳理和改造，支持"一卡通"，实现了门急诊医生（护士）工作站与 HIS 系统、医技系统和协同业务平台的无缝连接，实现了临床业务处理电子化和在线调阅/浏览检查（检验）报告和图像资料、患者电子入出院（ADT）管理、病区床位管理和护理电子医嘱开单/执行、病人主要生命体征电子数据管理和病区实时信息统计分析。极大地方便了患者就诊，提高了医生和护理人员工作效率，降低了信息传递等候和反应时间，得到了患者、医生和护理人员较高的认可。

（4）药品（药库、资材）管理系统。门急诊中西药房配发药系统、住院药房配发药系统的使用，实现了门急诊、住院病人的配药、发药、查询、退药申请、退药、发药单打印、发药统计等电子化规范管理；药库（资材）管理系统的应用，实现了购药品（资材）的验收入库、审核登账，药库（资材库）对其他科室药品（资材）的调拨管理，院内科室药品（资材）领用管理，对外院药品（资材）的调拨管理，药品（资材）购入发票补登，应付货款冲销管理，药品（资材）效期、超储、缺货报警，药品（资材）入出库、在库、资金信息查询，药库（资材库）信息统计分析等。

药品（药库、资材）管理系统的应用规范了区域内医疗机构的药品（资材）管理，减少了药品管理的漏洞，理顺药品的进销渠道，提高了药品价格透明度，为保护患者的合法利益提供了可靠的保障。

（5）结构化电子病历系统。第一组团所有医疗机构已全部安装了结构化电子病历系统，实现了电子设备（计算机、手持设备等）采集、传输、保存和重现的数字的病人医疗记录，取代了手写纸张病历。结构化电子病历提供丰富的知识库，提高病历书写的质量；提供大量的异常模板书写，减少病历大量文字录入；支持大病历完成后自动生成首次病程等快捷录入方式；支持打印预览及续打功能，修改痕迹保留等功能。

（6）成本核算及数据仓库/挖掘应用系统。第一组团所有医疗机构已全部安装了成本核算系统、数据仓库与数据挖掘应用系统，实现了对门/急诊收入统计、住院收入统计、各收费类别统计、临床科室统计、医技科室收入统计、单病种收入统计、医生收入统计、各类药品收入统计以及各科室、项目成本统计；实现了基于临床业务数据，建立数据仓库，进行数据挖掘、分析；满足了医疗机构领导、行政监管部门从不同角度对数据进行分析，根据自己的需要创建统计报表和统计图形，获得了一致好评。

2. 医疗机构区域协同业务系统

（1）统一的 Portal。面向第一组团所有医疗卫生机构属地所有大众建立了统一的 Portal 平台，通过平台已实现了向公众提供医疗机构服务信息查询、个人就诊记录查询、健康知识获取、医疗服务咨询等服务。

（2）双向服务预约、双向转接诊和远程会诊咨询/放射诊断系统。第一组团所有医疗机构已全部安装了双向服务预约、双向转接诊和远程会诊咨询/放射诊断系统。开通了第一组团所有医疗机构与华西医院之间网上预约挂号、预约检查（检验）服务；开通了金堂县第二人民医院与 6 个乡镇卫生院间网上预约检查（检验）服务；实现了华西医院与第一组团医疗机构间住院病人的双向转接诊服务，开通了特殊病人的绿色转诊通道；华西医院与金堂县第二人民医院以科室接对子的方式，开通了医生桌面对桌面实时在线远程会诊咨询和远程医学影像诊断，得到了医生和患者的高度评价。

（3）远程医学教育系统。2008 年华西远程医学系统迁移到区域协同医疗服务平台，第一组团所有医疗机构安装了远程医学教育系统，利用系统平台已开展了在线直播互动教学、课件点播教学、课件下载、基于系统疾病的教学病例数据库共享等。

3. 医疗机构集成平台系统

第一组团区域医疗信息平台实现了与金堂县社保信息系统和新农合信息系统数据接口的互联互通，满足了行政监管和医保资金管理的需要。

（三）运行效果

区域医疗信息平台的建设与运行对金堂县第一组团医疗卫生机构的信息化建设、业务开展以及医务人员培养，为基层医疗卫生机构提高服务能力奠定了基础。比较示范项目实施前后第一组团医疗卫生机构的门诊服务、住院服务、协同业务开展、医务人员服务能力以及经营状况等指标的变化情况，可以在一定程度上反映和评估项目的实施成效。但受项目实施时间较短、新医改及医保政策对医疗服务供需的影响等诸多混杂因素的影响，实施效果评价成果还有待下一步实践检验。

1. 医疗服务利用效果评价

（1）门诊服务利用效果评价。

1）门诊总诊疗人次数。从县第二人民医院和6家乡镇卫生院总诊疗人次来看（见表6-1），从2009年的426315人次到2010年的458091人次，增长率为7.45%。其中，县第二人民医院门诊人次从2009年的194284人次下降为2010年的188430人次，下降率为-3.01%；6家乡镇卫生院的门诊人次从2009年的232031人次上升为2010年的269661人次，增长率为16.22%。第一组团医疗卫生机构门诊总诊疗人次数呈上升趋势，县第二人民医院总诊疗人次略低于2009年，乡镇卫生院增长比例较高，说明随着信息平台的运用及协同服务的开展，乡镇卫生院医疗诊断能力得到了显著的提高，村民对县和乡镇卫生机构的门诊卫生服务总体利用程度呈上升趋势。当然这也与农村医疗保障体系日益完善有关。

表6-1　金堂县第二人民医院与6家乡镇卫生院门诊总诊疗人次数增幅

卫生机构名称	2009年 （人次）	2010年 （人次）	增长幅度 （人次）	增长率 （%）
县第二人民医院	194284	188430	-5854	-3.01
淮口中心卫生院	77857	79312	1455	1.87
福兴中心卫生院	12200	20173	7973	65.35
赵家镇卫生院	56700	78574	21874	38.58
白果镇卫生院	13027	13264	237	1.82
三溪镇卫生院	27450	29073	1623	5.91
平桥乡卫生院	44797	49265	4468	9.97
小计	232031	269661	37630	16.22
合计	426315	458091	31776	7.45

资料来源：历年《成都市金堂县卫生统计报表》。

2）门诊费用情况。从县第二人民医院和6家乡镇卫生院门诊卫生费用来看，门诊收入从2009年的2638.30万元增长到2010年的3518.26万元，增长率为33.35%，药品总收入占门诊总收入从2009年的49.56%上升到2010年的50.69%（见表6-2）。其中，县第二人民医院门诊总收入从2009年的1680.70万元增加到2010年的2150.30万元，增长率为27.94%，药品收入占门诊收入从2009年的46.01%上升为2010年的50.62%；6家乡镇卫生院门诊总收入从2009年的957.60万元增加到2010年的1367.96万元，增长率为42.85%，药品收入占门诊收入从2009年的55.71%下降为2010年的50.79%。第一组团医疗机构门诊收入增长幅度较高，药品收入所占百分比增幅不大，只有1个百分点，其中乡镇卫生院所占比重下降较为明显，说明随着信息平台的运用及协同服务的开展，乡镇卫生院的诊疗能力大为改善，逐渐摆脱以开药为主的状态，生存能力增强。

表 6 – 2 金堂县第二人民医院与 6 家乡镇卫生院的门诊费用构成变化情况

卫生机构名称	2009 年				2010 年			
	医疗收入（万元）	药品收入（万元）	合计（万元）	药品收入占比（％）	医疗收入（万元）	药品收入（万元）	合计（万元）	药品收入占比（％）
县第二人民医院	906.80	773.90	1680.70	46.01	1061.80	1088.50	2150.30	50.62
淮口中心卫生院	142.10	273.80	415.90	65.83	205.95	345.28	551.23	62.64
福兴中心卫生院	63.00	32.10	95.10	33.75	91.89	50.76	142.65	35.58
赵家镇卫生院	104.70	57.70	162.40	35.53	228.46	92.95	321.41	28.92
白果镇卫生院	42.50	77.90	120.40	64.70	48.76	59.59	108.35	55.00
三溪镇卫生院	30.00	28.90	58.90	49.07	53.01	69.46	122.47	56.72
平桥乡卫生院	41.80	63.10	104.90	60.15	45.13	76.72	121.85	62.96
小计	424.10	533.50	957.60	55.71	673.20	694.76	1367.96	50.79
合计	1330.90	1307.40	2638.30	49.56	1735.00	1783.26	3518.260	50.69

资料来源：历年《成都市金堂县卫生统计报表》。

3）门诊平均费用。县第二人民医院和 6 家乡镇卫生院门诊平均费用稍有上升（见表 6 – 3），从 2009 年的 63.89 元上升为 2010 年的 84.64 元，增长率为 32.48%。其中县第二人民医院门诊平均费用从 2009 年的 86.51 元上升为 2010 年的 114.10 元，增长率为 31.90%；6 家乡镇卫生院的平均门诊费用从 2009 年的 49.55 元上升为 2010 年的 55.18 元，增长率为 11.36%。县医院的门诊平均费用增长率高于 6 家乡镇卫生院的增长率，平均费用低于全国平均水平，但增幅高于全国增幅，提示要加强控制和引导。

表6-3　金堂县第二人民医院与6家乡镇卫生院的门诊平均费用变化情况

卫生机构名称	2009年（元）	2010年（元）	增长幅度（元）	增长率（%）
县第二人民医院	86.51	114.10	27.59	31.90
淮口中心卫生院	53.42	69.50	16.08	30.10
福兴中心卫生院	77.95	70.70	-7.25	-9.30
赵家镇卫生院	28.64	42.40	13.76	48.05
白果镇卫生院	92.42	81.70	-10.72	-11.60
三溪镇卫生院	21.46	42.10	20.64	96.18
平桥乡卫生院	23.42	24.70	1.28	5.47
小计	49.55	55.18	5.63	11.36
合计	63.89	84.64	20.75	32.48

资料来源：历年《成都市金堂县卫生统计报表》。

（2）住院服务利用效果评价。

1）住院人次数。从县第二人民医院和6家乡镇卫生院住院总人次来看（见表6-4），从2009年的26303人次到2010年的29174人次，增长率为10.92%。其中，县第二人民医院住院人次数从2009年的10946人次

表6-4　金堂县第二人民医院与6家乡镇卫生院的住院人次变化情况

卫生机构名称	2009年（人次）	2010年（人次）	增长幅度（人次）	增长率（%）
县第二人民医院	10946	11406	460	4.20
淮口中心卫生院	2541	3455	914	35.97
福兴中心卫生院	2545	3120	575	22.60
赵家镇卫生院	2529	3714	1185	46.86
白果镇卫生院	1440	2026	586	40.70
三溪镇卫生院	2433	2604	171	7.03
平桥乡卫生院	3869	2849	-1020	-26.36
小计	15357	17768	2411	15.70
合计	26303	29174	2871	10.92

资料来源：历年《成都市金堂县卫生统计报表》。

上升为2010年的11406人次，增长率为4.20%；6家乡镇卫生院住院人次数从2009年的15357人次上升为2010年的17768人次，增长率为15.70%。从住院增长幅度来看，县第二人民医院和6家乡镇卫生院住院人次数均有增加，县第二人民医院增长率要低于乡镇卫生院。说明随着信息平台的运用及协同医疗服务的开展，乡镇卫生院的治疗和诊断能力得到了较快的提高，村民对乡镇卫生机构的信任度提高，住院服务利用显著上升。

2）住院费用。从县第二人民医院和6家乡镇卫生院住院费用来看（见表6-5），住院收入从2009年的3363.3万元增长到2010年的4681.9万元，增长率为39.21%，药品收入占住院总收入从2009年的47.67%下降为2010年的45.22%。其中，县第二人民医院住院收入从2009年的2361.90万元增加到2010年的3217.70万元，增长率为36.23%，药品收入占住院收入从2009年的45.15%下降为2010年的44.48%；6家乡镇卫生院住院总收入从2009年的1001.40万元增加到2010年的1464.20万元，增长率为46.22%，药品收入占住院收入从2009年的53.62%下降为2010年的46.84%。第一组团医疗机构住院收入增长幅度较高，药品收入占比呈下降趋势，减少了2个百分点，其中乡镇卫生院所占比重下降较为明显，说明随着信息平台的运用及协同服务的开展，乡镇卫生院的住院服务能力得到了较大的提高，且药费所占比例下降明显，显示患者对县级医院和乡镇卫生远的住院服务利用显著增加，医疗机构运营能力和状况得到改善。

3）住院平均费用。县第二人民医院和6家乡镇卫生院住院平均费用都略有增加（见表6-6），从2009年的1449.82元上升为2010年的1759.21元，增长率为21.34%。其中县第二人民医院平均住院费用从2009年的2157.77元上升为2010年的2832.90元，增长率为31.29%；6家乡镇卫生院的平均住院费用从2009年的741.81元上升为2010年的865.52元，增长率为16.68%，县医院的平均住院费用增长率高于6家乡镇卫生院的增长率，平均费用低于全国平均水平，但增幅高于全国增幅，需要加强控制和引导。

表6-5　县第二人民医院与6家乡镇卫生院的住院费用构成变化情况

卫生机构名称	2009 年				2010 年			
	医疗收入（万元）	药品收入（万元）	合计（万元）	药品收入占比（%）	医疗收入（万元）	药品收入（万元）	合计（万元）	药品收入占比（%）
县第二人民医院	1295.60	1066.30	2361.90	45.15	1786.60	1431.10	3217.70	44.48
淮口中心卫生院	181.00	182.80	363.80	50.25	257.56	259.25	516.81	50.16
福兴中心卫生院	107.30	79.30	186.60	42.50	97.65	103.65	201.30	51.49
赵家镇卫生院	119.20	80.30	1275.00	62.98	148.97	117.10	266.07	44.01
白果镇卫生院	62.40	50.50	112.90	44.73	68.53	110.33	178.86	61.69
三溪镇卫生院	63.10	64.70	127.80	50.63	81.42	81.71	163.13	50.09
平桥乡卫生院	103.50	79.30	182.80	43.38	124.27	103.76	228.03	45.50
小计	636.50	536.90	1001.40	53.62	778.40	685.80	1464.20	46.84
合计	1932.10	1603.20	3363.30	47.67	2565.00	2116.90	4681.90	45.22

资料来源：历年《成都市金堂县卫生统计报表》。

表6-6　金堂县第二人民医院与6家乡镇卫生院的平均住院费用变化情况

卫生机构名称	2009 年（元）	2010 年（元）	增长幅度（元）	增长率（%）
县第二人民医院	2157.77	2832.90	675.13	31.29
淮口中心卫生院	1431.72	1495.80	64.08	4.48
福兴中心卫生院	733.20	652.80	-80.40	-10.97
赵家镇卫生院	504.15	720.20	216.05	42.85
白果镇卫生院	784.02	889.10	105.08	13.40
三溪镇卫生院	525.28	626.30	101.02	19.23
平桥乡卫生院	472.47	808.90	336.43	71.21
小计	741.81	865.52	123.71	16.68
合计	1449.82	1759.21	309.39	21.34

资料来源：历年《成都市金堂县卫生统计报表》。

（3）住院服务工作效率。

1）病床使用率。县第二人民医院病床使用率有所下降，6家乡镇卫生院病床使用率有所增加（见表6-7）。县第二人民医院病床使用率从2009年的146.90%下降为2010年的115.40%，下降了21.43个百分点；6家乡镇卫生院的病床使用率从2009年的80.52%增长为2010年的87.43%，增长了8.58个百分点。乡镇卫生院的病床使用率呈明显的增长，项目实施以来乡镇卫生院住院服务得到了明显的改善，服务能力得到提升。

2）病床周转次数。病床周转次数反映了病床周转的速度（见表6-7），县第二人民医院病床周转次数从2009年的83.40次下降为2010年的54.10次，下降了35.13%；6家乡镇卫生院的病床周转次数从2009年的64.7次增长为2010年的75.23次，增加了16.28%。乡镇卫生院的病床周转次数增加明显，县医院有所下降，说明项目实施以来乡镇卫生院住院病床使用效率得到了提高。

3）出院者平均住院日。出院者平均住院床日是衡量病人住院时间长短的一个指标（见表6-7），县第二人民医院平均住院天数从2009年的6.50日增长为2010年的7.60日，增加了1.10日；6家乡镇卫生院的平均住院天数从2009年的4.88日下降为2010年的4.22日，下降了13.52%。进一步分析发现，县医院住院床日有所增加，可能与收治疾病的危重程度增加有关，平均住院费用的增加、病床周转次数和使用率有所下降都与此有关；乡镇卫生院的平均住院天数有所下降，说明随着信息平台的运用及协同服务的开展，乡镇卫生院诊治水平有所提高，常见病患者开始选择在乡镇卫生院首诊。

（4）协同医疗服务业务开展情况评价。

1）预约挂号。第一组团所有医疗机构通过区域医疗信息平台院间预约挂号功能模块替患者预约华西医院的专家号，预约成功后，患者凭预约号直接来华西医院相关科室就诊，大大节省了患者排队等候和路上往返来回浪费的看病时间成本，提高了患者的满意度。截止到2010年6月底，第一组团医疗机构通过区域医疗信息平台院间预约挂号系统共预约华西医

表6－7　金堂县第二人民医院与6家乡镇卫生院病床使用、
周转次数、住院床日变化情况

医疗机构名称	使用率（%）			病床周转数（次）			出院者平均住院床日（日）		
	前	后	增长幅度（%）	前	后	增长幅度（%）	前	后	增长幅度（%）
县第二人民医院	146.90	115.40	－21.43	83.40	54.10	－35.13	6.50	7.60	16.92
淮口中心卫生院	64.80	76.90	18.67	31.60	43.20	36.71	7.00	6.20	－11.43
福兴中心卫生院	85.70	100.00	28.36	61.70	76.30	23.66	4.70	4.70	0
赵家镇卫生院	92.00	92.30	0.30	63.00	92.40	46.67	5.20	2.00	－61.54
白果镇卫生院	93.80	70.50	－23.77	57.40	45.70	－20.38	6.00	5.60	－6.67
三溪镇卫生院	87.40	99.20	13.50	64.00	113.20	76.88	5.00	3.00	－40.00
平桥乡卫生院	59.40	85.70	44.28	110.50	80.60	－21.63	1.40	3.80	171.40
小计	80.52	87.43	8.58	64.70	75.23	16.28	4.88	4.22	－13.52
合计	113.70	101.40	－10.81	74.05	64.67	－12.67	5.69	5.91	3.87

资料来源：历年《成都市金堂县卫生统计报表》。

院的号200人次[①]。

2）远程会诊、远程医学影像诊断。远程会诊和远程医学影像诊断是区域医疗机构间开展协同医疗服务的主要内容，是提高优质资源可及性的重要途径。利用区域医疗信息平台在华西医院与金堂县第一组团医疗机构间建立远程会诊和远程医学影像诊断等协同医疗服务，解决第一组团医疗

①　金堂县卫生局. 金堂县与四川大学华西医院共建统筹城乡医疗卫生事业发展示范县项目情况汇报［R］. 2010.

机构无转诊需要的诊疗难题，提供技术支撑，促进诊疗行为的规范化。截止到 2010 年 6 月底，华西医院与第一组团医疗机构相互间远程会诊 44 人次①。

3）双向转接诊。双向转接诊是指根据病情和人群健康的需要而进行的上下级医疗机构间、专科医院间或综合医院与专科医院间的转院诊治过程（刘梅等，2004）。华西医院与第一组团医疗机构间通过区域医疗信息平台，共享电子病历、远程会诊、远程查房/随访等为金堂籍转诊患者提供连续治疗和技术支撑，建立危重病人转诊绿色通道。截止到 2010 年 6 月底，华西医院与第一组团医疗机构间双向转接诊节约医疗费用达 20% 以上②。

4）远程医学人才培养。拓展传统在位人才培养模式，充分利用现代信息网络技术开展基于网络的在线人才培养，扩大培养受众人群和提高自我有针对性地选择学习。截止到 2010 年 6 月底，第一组团医疗机构利用系统平台开展在线业务培训已达 8760 人次③，充分发挥了区域医疗信息平台在线人才培养低成本、高效率的优点。

5）计算机管理健康档案（电子诊疗记录）。2009 年新医改方案提出要为居民建立电子健康档案，2009 年末第一组团医疗卫生机构共为城镇居民建立纸质健康档案累计建档人数 9458 人④，为农村居民建立纸质健康档案累计建档人数 39629 人⑤，城镇居民和农村居民纳入计算机管理的建档人数均为零，健康档案信息没能实现共享。利用区域医疗信息平台，2010 年 1 月 6 日~12 月 31 日，共建立电子诊疗记录 122319 份。

2. **医疗机构医务人员服务能力评价**

（1）门急诊医疗质量情况。金堂县第二人民医院与 6 家乡镇卫生院门急诊医疗质量得到了显著的改善，如表 6 - 8 显示。其中，县第二人民医院门诊诊断相符率从 2009 年 1~6 月的 96.20% 增加为 2010 年同期的

---

①②③　金堂县卫生局. 金堂县与四川大学华西医院共建统筹城乡医疗卫生事业发展示范县项目情况汇报［R］. 2010.

④⑤　金堂县县级医疗机构卫统 1 - 1 年报一览表［A］. 2010 - 02 - 25.

96.80%，增长了 0.60 个百分点；急诊诊断相符率从 2009 年 1～6 月的 94.50% 增加为 2010 年同期的 95.60%，增长了 1.10 个百分点；急诊病死率从 2009 年 1～6 月的 0.14% 减少为 2010 年同期的 0.06%，提高了 0.08 个百分点。

表 6-8　金堂县第二人民医院与 6 家乡镇卫生院的门急诊医疗质量变化情况

单位:%

卫生机构名称	门诊诊断相符率			急诊诊断相符率			急诊病死率		
	2009 年 1～6 月	2010 年 1～6 月	增长幅度	2009 年 1～6 月	2010 年 1～6 月	增长幅度	2009 年 1～6 月	2010 年 1～6 月	减少幅度
县第二人民医院	96.20	96.80	0.60	94.50	95.60	1.10	0.14	0.06	0.08
淮口中心卫生院	96.00	97.00	1.00	93.00	93.00	0	0	0	0
福兴中心卫生院	80.00	85.00	5.00	70.00	87.00	17.00	0.3	0.20	0.10
赵家镇卫生院	90.00	93.00	3.00	92.00	93.00	1.00	2.00	1.50	0.50
白果镇卫生院	93.00	95.00	2.00	93.00	95.00	2.00	1.00	0	1.00
三溪镇卫生院	90.00	91.00	1.00	90.00	90.00	0	0	0	0
平桥乡卫生院	91.00	92.00	1.00	91.00	91.00	0	2.00	2.00	0

资料来源: 历年《成都市金堂县卫生统计报表》。

（2）住院医疗质量情况。县第二人民医院与 6 家乡镇卫生院住院医疗质量得到了明显的提高，如表 6-9 显示。县第二人民医院住院治愈率从 2009 年 1～6 月的 42.5% 增加为 2010 年同期的 45.2%，增长了 2.7 个百分点；危重病人抢救成功率从 2009 年 1～6 月的 93.2% 增加为 2010 年同期的95.6%，增长了2.4个百分点；诊断相符率从2009年1～6月的99.8%增长为2010年同期的99.9%，增加了0.1个百分点。

表6-9　金堂县第二人民医院与6家乡镇卫生院的住院医疗质量变化情况

单位:%

卫生机构名称	治愈率			危重病人抢救成功率			住院诊断相符率		
	2009年1～6月	2010年1～6月	增长幅度	2009年1～6月	2010年1～6月	增长幅度	2009年1～6月	2010年1～6月	增长幅度
县第二人民医院	42.50	45.20	2.70	93.20	95.60	2.40	99.80	99.90	0.10
淮口中心卫生院	89.00	88.00	-1.00	83.00	85.00	2.00	94.00	96.00	2.00
福兴中心卫生院	70.00	80.00	10.00	83.00	85.00	2.00	83.00	85.00	2.00
赵家镇卫生院	93.00	95.00	2.00	86.00	85.00	-1.00	88.00	90.00	2.00
白果镇卫生院	87.00	88.00	1.00	90.00	91.00	1.00	87.00	89.00	2.00
三溪镇卫生院	72.00	75.00	3.00	85.00	88.00	3.00	85.00	85.00	0
平桥乡卫生院	90.00	93.00	3.00	92.00	93.00	1.00	91.00	92.00	1.00

资料来源：历年《成都市金堂县卫生统计报表》。

（3）手术质量情况。表6-10显示，金堂县第二人民医院和6家乡镇卫生院手术并发症发生率和术前术后诊断相符率得到了明显的提高，病人满意度增加。其中县第二人民医院手术并发症发生率从2009年1～6月的0.2%减少为2010年同期的0，减少了0.2个百分点，术前术后诊断相符率从2009年1～6月的96.9%增加为2010年同期的98.7%，增长了1.8个百分点。

表6-10 金堂县第二人民医院与6家乡镇卫生院的手术医疗质量变化情况

单位:%

卫生机构名称	手术并发症发生率			术前术后诊断相符率		
	2009年 1~6月	2010年 1~6月	减少幅度	2009年 1~6月	2010年 1~6月	增长幅度
县第二人民医院	0.2	0	0.2	96.9	98.7	1.8
淮口中心卫生院	0	0	0	100.0	100.0	0
福兴中心卫生院	0.4	0.2	0.2	91.0	92.0	1.0
赵家镇卫生院	—	—	—	—	—	—
白果镇卫生院	0	0	0	100.0	100.0	0
三溪镇卫生院	0.1	0.1	0	85.0	85.0	0
平桥乡卫生院	0	0	0	100.0	100.0	0

资料来源:历年《成都市金堂县卫生统计报表》。

(4)新业务开展情况。

1)业务能力改善情况。示范项目的实施拓展了第一组团医疗机构的服务能力,第一组团医疗机构2010年新设业务科室1个,新增检查项目4项,新开展医技项目1项,新开展临床业务3项,新开展手术2项。其中,淮口中心卫生院新设康复科;县第二人民医院新增微量元素测定、细菌性阴道炎检测和骨髓涂片细胞学检验等检查项目,开展骨髓病理活检术、心脏电复律术等临床业务,开展人工膝关节置换术、踝关节融合术等新手术;百果镇卫生院新开展全自动化生化检查项目;三溪镇卫生院新开展针灸临床业务和心电图医技项目。

2)床位增加(使用)情况。第一组团医疗机构实有床位从2009年的389张增加到2010年的477张,增加了88张,增长率为22.62%;实际开放总床日数从2009年的138745张增加到2010年的171705张,增加了32960张,增长率为23.76%;实际占用总床日数从2009年的140949张增加到2010年的175075张,增加了34126张,增长率为24.21%。其中县第二人民医院实有床位从130张增加为210张,增长率为61.54%;实际开放总床日数从 2009 年的 47450 张增加到 2010 年的 76650 张，增长率为 61.54%；实际占用总床日数从 2009 年的 69701 张增加到 2010 年的 88452 张，增长率为 26.9%。6 家乡镇卫生院实有床位从 257 张增加为 267 张，增加了 10%；实际开放总床日数从 2009 年的 91295 张增加到 2010 年的 95055 张，增长率为 4.11%；实际占用总床日数从 2009 年的 71248 张增加到 2010 年的 86623 张，增长率为 21.58%①②。

3. 医疗机构经营状况

（1）收支分析。示范项目的实施改善了金堂县第一组团医疗机构的经营能力，从整体上看（见表 6 - 11），2010 年第一组团医疗机构未出现亏损，经营状况逐渐好转，2009 年结余为 562.9 万元，2010 年结余为 488.7 万元。其中县第二人民医院 2010 年比 2009 年结余增加 41.7 万元，增长了 15.9%；乡镇卫生院 2010 年结余低于 2009 年，经分析，主要是在固定资产投资增加所致（2010 年比 2009 年固定资产投资增加 12.46%）。

表 6 - 11　金堂县第二人民医院与 6 家乡镇卫生院的收支情况

单位：万元

卫生机构名称	总收入		总支出		结余	
	2009 年	2010 年	2009 年	2010 年	2009 年	2010 年
县第二人民医院	4176.5	5519.9	3914.3	5216.0	262.2	303.9
淮口中心卫生院	911.5	1183.0	848.4	1150.2	63.1	32.8
福兴中心卫生院	374.8	436.5	336.6	425.4	38.2	11.1
赵家镇卫生院	429.8	660.6	377.5	579.5	52.3	81.1
白果镇卫生院	308.6	360.7	246.5	346.9	62.1	13.8
三溪镇卫生院	273.0	369.0	221.5	342.0	51.5	27.0
平桥乡卫生院	360.9	423.0	327.4	404.0	33.5	19.0
小计	2658.6	3431.9	2357.9	3105.0	300.7	184.8
合计	6835.1	89512.7	6272.2	8464.0	562.9	488.7

资料来源：历年《成都市金堂县卫生统计报表》。

---

① 金堂县县级医疗机构卫统 1 - 1 年报一览表［A］.2010 - 02 - 25.
② 金堂县乡镇卫生院的卫统 1 - 2 年报一览表［A］.2010 - 02 - 25.

（2）负债和固定资产情况。表6－12显示，金堂县第二人民医院和6家乡镇卫生院均有不同程度的负债，2010年的负债要高于2009年，2009年第一组团医疗机构的负债是2033.6万元，2010年第一组团医疗机构的负债是2484万元，增加450.4万元。其中县第二人民医院2010年的负债比2009年的负债增加434.1万元，6家乡镇卫生院2010年的负债比2009年的负债增加16.3万元。适当负债经营，有利于盘活资金，提高经营效率，但如果债务过重则适得其反，不利于发展。总体而言，金堂县第一组团医疗机构2010年的负债在可控范围以内，有利于发展。

从固定资产来看，2009年金堂县第一组团医疗机构的固定资产总额为3753.4万元，2010年固定资产总额为3906.9万元，增加了153.5万元，增长率为4.09%。其中6家乡镇卫生院2009年固定资产总额为1383.4万元，2010年总额为1555.8万元，增加了172.4万元。第一组团医疗机构总体固定资产总额呈增加趋势，说明第一组团医疗机构的经营实力有了显著的提高。

表6－12 金堂县第二人民医院与6家乡镇卫生院的负债及固定资产情况

卫生机构名称	负债情况			固定资产情况		
	2009年（万元）	2010年（万元）	增幅（%）	2009年（万元）	2010年（万元）	增幅（%）
县第二人民医院	1367.4	1801.5	31.75	2370.0	2351.1	－0.80
淮口中心卫生院	303.4	323.8	6.72	429.1	455.6	6.18
福兴中心卫生院	134.1	132.9	－0.89	243.1	291.7	19.99
赵家镇卫生院	47.3	42.9	－9.30	277.4	298.5	7.61
白果镇卫生院	77.4	79.8	3.10	122.7	132.4	7.91
三溪镇卫生院	53.0	46.0	－13.21	119.7	134.9	12.70
平桥乡卫生院	51.0	57.4	11.77	191.4	242.3	26.59
小计	666.2	682.5	2.45	1383.4	1555.8	12.46
合计	2033.6	2484	22.15	3753.4	3906.9	4.09

资料来源：历年《成都市金堂县卫生统计报表》。

（四）区域医疗信息平台建设成效评价

1. 硬件建设情况

（1）数据库硬件建设情况。在建设区域医疗信息平台以前金堂县各医疗机构各自建立自己的数据库，第一组团医疗机构拥有各种型号的存储服务器7台、网络交换机7台。区域医疗信息平台在金堂县构建一个集中的数据存储中心，各参与的第一组团医疗机构不再建服务器，集中的数据库拥有各种型号的服务器21台、SAN存储（FC – SAN + IP – SAN）9台、网络设备10台，如表6 – 13所示（黄勇，2009）。

表6 – 13 金堂县区域协同医疗服务信息平台数据中心设备一览

序号	服务器			SAN存储 （FC – SAN + IP – SAN）			网络设备		
	类别	型号	数量 （台）	类别	型号	数量 （台）	类别	型号	数量 （台）
1	刀片服务器机箱	M1000e	2	企业级光纤通道磁盘阵列	IBM N系列6040存储阵列	2	路由器	CISCO 3850	2
2	金堂HIS主数据库服务器乡镇卫生服务器	M905	4		磁盘柜	2	交换机	CISCO 3750G – 24 T – S	2
3	金堂数据挖掘服务器	M905	1	SAN光纤交换机	BROADC ADE	4	HA内联交换机	CISCO 2960	2
4	集成主服务器及备机服务器	M905	2	磁带库	TS3200	1	防火墙	ASA5520 – CSC10 – K9	2
5	金堂应用服务器	M905	4				负载均衡器	RedWare AD3020	2
6	金堂DNS及备机服务器	M905	2						
7	金堂磁带库备份服务器	M905	1						

序号	服务器			SAN 存储 （FC - SAN + IP - SAN）			网络设备		
	类别	型号	数量 （台）	类别	型号	数量 （台）	类别	型号	数量 （台）
8	VC 服务器	M610	1						
9	OS	MS	2						
10	一体式 KVM	DELL AS/KVM	2						
小计			21			9			10

（2）医疗机构硬件建设情况。金堂县第一组团医疗机构内部建立一个千兆汇聚、百兆到桌面的内部局域网络，交换机采用双线道、桌面机采用单线道布线，第一组团医疗机构区域医疗信息平台工作站点计算机（PC机）229 台，增长率近 615.62%。其中县第二人民医院在项目实施前有计算机 11 台，在项目实施后共有计算机 85 台，增加了 74 台，增长率为672.73%；6 家乡镇卫生院在项目实施前有计算机 21 台，在项目实施后共有 144 台，增加了 123 台，增长率为 585.71%。覆盖了所有临床业务科室和部分行政管理科室，如表 6 - 14 所示。

表 6 - 14　金堂县第二人民医院与 6 家乡镇卫生院的计算机拥有变化情况

医疗卫生机构名称	计算机数量		
	前（台）	后（台）	增幅（%）
县第二人民医院	11	85	672.73
淮口中心卫生院	4	34	750.00
福兴中心卫生院	4	25	525.00
赵家镇卫生院	4	24	500.00
白果镇卫生院	3	17	466.67
三溪镇卫生院	3	21	600.00

续表

医疗卫生机构名称	计算机数量		
	前（台）	后（台）	增幅（%）
平桥乡卫生院	3	23	666.67
小计	21	144	585.71
合计	32	229	615.62

2. 平台功能实现及培训情况

（1）平台功能建设情况。在示范项目实施前，金堂县第二人民医院和6家乡镇卫生院信息系统只具备划价收费、药库（药房）和与医保结算等功能，信息化应用水平低；在项目实施后，金堂县第二人民医院和6家乡镇卫生院基本建成数字化医院雏形，信息化应用水平得到了快速的提升，临床信息采集基本实现了数字化采集和存储。信息平台实现了以下功能：个人索引（一卡通）、预约挂号、门急诊划价收费、药房（药库）管理、门急诊（住院）医生（护士）工作站、住院病人转入（出）管理、住院病人费用管理、住院病人床位管理、电子医嘱管理、手术室管理、病理信息管理、放射信息管理、超声影像诊断管理、内窥镜影像诊断管理、PACS、电子处方、成本核算、医疗统计、病人查询、医保（新农合）联网报销、远程医疗（会诊、院间预约挂号、查房）、远程医学教育、通过统一的PORTAL发布医疗机构信息等医疗机构业务功能、协同业务功能和集成平台功能。

（2）管理者及医务人员信息系统使用培训情况。区域医疗信息平台上线后，对金堂县第一组团所有医疗卫生机构信息化管理者及使用医务人员进行了系统平台知识和使用操作培训，培训内容涉及系统平台介绍、系统平台功能、医院业务系统操作、协同医疗服务系统操作、集成平台操作等（见表6-15）。县医院培训采用集中讲解和上机操作为主，个别辅导为辅的方式进行；鉴于乡镇卫生院人员数量较少，采用每个乡镇卫生院集中讲解1次和上机单独辅导为主的培训方式，由系统工程师到每个科室现场演示和指导使用。此外，为了便于以后实际操作中发挥内部员工的主导作用，每个医疗卫生机构重点培训三四个熟悉计算机操作的年轻临床一线医务人员和信息系统管理人员。调查发现，由于开始对培训重视不足，导致一线医务人员参加培训的积极性不高，后经沟通，得到了领导的高度重视和支持，共开展集中授课培训28次，培训率96.10%。其中县第二人民医院培训22次，培训率98.07%；6家乡镇卫生院共开展培训6次，培训率94.09%。

表6-15　金堂县第二人民医院与6家乡镇卫生院的培训情况

卫生机构名称	集中培训数（次）	培训人数（人）		实际培训率（%）
		应培训人数	实际培训人数	
县第二人民医院	22	207	203	98.07
淮口中心卫生院	1	57	55	96.49
福兴中心卫生院	1	36	33	91.67
赵家镇卫生院	1	24	22	91.67
白果镇卫生院	1	26	25	96.15
三溪镇卫生院	1	30	28	93.33
平桥乡卫生院	1	30	28	93.33
小计	6	203	191	94.09
合计	28	410	394	96.10

（五）医务人员使用满意度评价

满意度是指商品或服务的质量满足顾客心理预期的程度（陈春涛，2008）。调查系统用户的满意度可以了解系统的质量，满足临床需求的程度等，是评价系统优劣的重要手段和有效方法（计虹等，2010）。临床一线广大医务人员是区域医疗信息平台的直接使用者，通过对他们的满意度调查，发现信息平台的优劣，有的放矢地找到完善信息平台的途径和方法，提高区域医疗信息平台的建设成效。

1. 资料来源与方法

（1）调查对象。对金堂县第一组团 7 家医疗卫生机构（县第二人民医院、淮口中心卫生院、福兴中心卫生院、赵家镇卫生院、三溪镇卫生院、平桥乡卫生院和白果镇卫生院）的卫生技术人员进行问卷调查，包括临床科室、医技科室、药房（库）、收费科室、资料管理科室和公共卫生科室等科室。采用调查员到现场发放和回收的方式进行，被调查者匿名独立填写完成后，交调查员统一收回。

（2）问卷设计。问卷设计参考 Venkatesh 和 Davis（2000）的 Technology Acceptance Model（TAM）调查量表，包括三部分内容：第一部分是区域医疗信息平台使用感知情况调查，涉及有用性、易用性、使用意愿、临床及科研服务 4 个方面共 12 个问题；第二部门是区域医疗信息平台使用频率、意愿和建议等方面共计 5 个开放式问题；第三部分是被调查者基本信息，包括年龄、性别、学历、工作年限、从事的专业和职称/职务共 6 个问题。问卷共 22 个条目，采用 5 级 Likert 分类法，分为非常不同意、不同意、不确定、同意和非常同意，对应的分值为 1 ~ 5 分，采用正向到负向分别对应 5、4、3、2、1 分值。并按下述公式转换成百分制（刘军安，2008）：

$$百分制得分 = 100 \times \frac{某指标标准评分得分 - 该项标准评分最低分}{该项标准评分最高分 - 该项标准评分最低分}$$

评价标准为：非常不满意 10 ~ 29 分、不满意 30 ~ 49 分、一般 50 ~ 69 分、满意 70 ~ 89 分、非常满意 90 ~ 100 分。

（3）分析方法。共发放调查问卷 410 份，经核查剔除无效问卷（凡问卷填写内容缺失≥20% 者均予以剔除）和非区域医疗信息平台使用人员，得到有效问卷 383 份，有效率达 93.4%，符合统计学要求。

数据输入以双输入方式，采用 Epidata 3.1 录入并逻辑校正，对输入不一致的数据，对照原始数据进行修改，有效控制数据的质量；采用 SPSS16.0 数据分析软件进行描述性和多因素回归分析。

（4）问卷的信度和效度评价。

1）信度分析：采用 Cronbach's α 信度系数法评价问卷的信度，经计算，问卷总的 Cronbach's α 为 0.974；将第一部分 4 个方面 12 个条目平均分为两半，前后两半的 Cronbach's α 系数分别为 0.964、0.945，两部分的相关系数 = 0.907，Spearman – Brown 分半信度系数为 0.951，Guttman 分半信度系数 = 0.950。当前国际通用的 Cronbach's α 信度最低可信标准是 0.7（Paddock et al.，2000），问卷具有较高的信度。

2）效度分析：采取因子分析法评价问卷的结构效度，首先，进行 KMO 检验和 Bartlett's 球型检验（Norusis，1998），分析计算显示，KMO = 0.951，Bartlett's 球型检验 $\chi^2 = 5939.719$（自由度为 66），$P < 0.001$。其次，采用主成分法提取因子，提取 4 个公因子，经计算显示 4 个公因子累积方差贡献率为 89.85%。最后，进行旋转变换、迭代，得到最佳因子载荷阵（见表 6 – 16）。提取的 4 个公因子与问卷的维度基本符合，证明问卷具有良好的结构效度。

表 6 – 16　金堂县区域医疗信息平台满意度调查表因子分析中的因子载荷情况

变量	因子载荷			
	1	2	3	4
让我工作表现得更好	0.739	0.467	0.308	0.197
增加了我的工作产出	0.715	0.381	0.360	0.268
提高了我的工作效率	0.764	0.385	0.381	0.198
总体而言对我的工作是有用的	0.670	0.376	0.323	0.448
对操作是清楚的和明白的	0.509	0.602	0.157	0.465
很容易利用系统做我想做的事	0.547	0.622	0.324	0.277
学习和使用不需要花费我很多精力	0.447	0.762	0.335	0.173
总体而言系很容易使用（操作）	0.369	0.761	0.338	0.270
愿意在工作中使用	0.390	0.561	0.454	0.493
不介意在工作中花时间来学习和了解系统	0.287	0.298	0.456	0.751
使用系统支持临床诊疗/护理工作	0.264	0.350	0.791	0.351
使用系统开展临床研究工作	0.405	0.255	0.825	0.197

注：旋转方法是 Equamax with Kaiser Normlization。

2. 结果与分析

被调查对象基本情况（见表6－17）。

表6－17　调查总体情况　　　　　单位:%

项目		构成比		
		总体（n＝383）	县第二人民医院（n＝194）	6家乡镇卫生院（n＝189）
年龄（岁）	小于20	1.3	0.5	2.1
	21～30	47.0	46.9	47.1
	31～40	35.5	33.0	38.1
	41～50	11.5	14.9	7.9
	51～60	4.7	4.6	4.8
性别	男	39.9	39.7	40.2
	女	60.1	60.3	59.8
工作年限（年）	小于5	36.0	32.5	39.7
	6～10	27.4	29.9	24.9
	11～20	23.7	22.2	25.4
	21～30	9.7	12.9	6.3
	超过31	3.1	2.6	3.7
工作专业	医疗	43.3	43.3	43.4
	护理	33.9	36.1	31.7
	医技	8.4	7.7	9.0
	药剂	7.3	8.8	5.8
	其他	7.0	4.1	10.1
学历	本科及以上	29.2	38.7	19.6
	专科	47.0	43.3	50.8
	中专（技校）	22.5	17.0	28.0
	高中及以下	1.3	1.0	1.6
职称	副高及以上	11.7	16.5	6.9
	中级	38.9	37.6	40.2
	初级	49.3	45.9	52.9

（1）年龄情况。被调查对象年龄小于 20 岁以下的占 1.3%，21~30 岁组占 47.0%，31~40 岁组占 35.5%，41~50 岁组占 11.5%，51~60 岁组占 4.7%。年龄结构趋于年轻化，更多的年轻人员在基层医疗卫生机构工作。县第二人民医院和 6 家乡镇卫生院年龄构成无统计学显著差异（$\chi^2 = 6.683$，$P = 0.157$）。

（2）性别情况。被调查对象男性占 39.9%，女性占 60.1%。女性多于男性，符合基层医疗卫生机构现状。县第二人民医院和 6 家乡镇卫生院性别构成无统计学显著差异（$\chi^2 = 0.011$，$P = 0.917$）。

（3）工作年限情况。被调查对象工作年限在 5 年以下的占 36.0%，6~10 年的占 27.4%；11~20 年的占 23.7%；21~30 年的占 9.7%，31 年及以上的占 3.1%。从工作年限来看，工作 6 年以上的占 64.0%，说明参与调查对象具有较丰富的工作经验。县第二人民医院和 6 家乡镇卫生院工作年限构成无统计学显著差异（$\chi^2 = 8.894$，$P = 0.112$）。

（4）工作专业情况。被调查对象从事医疗工作的占 43.3%，从事护理工作的占 33.9%，从事医技工作的占 8.4%，从事药剂工作的占 7.3%，从事其他工作的占 7.0%。县第二人民医院和 6 家乡镇卫生院工作专业构成无统计学显著差异（$\chi^2 = 6.621$，$P = 0.158$）。

（5）学历情况。被调查对象，本科及以上文化程度的占 29.2%，专科文化程度的占 47.0%，中专（含技校）文化程度的占 22.5%，高中及以下文化程度的占 1.3%。县第二人民医院以专科及本科为主，占 82.0%；6 家乡镇卫生院以专科和中专（含技校）为主，占 78.8%，学历构成两者有统计学显著差异（$\chi^2 = 19.136$，$P < 0.001$）。

（6）职称情况。被调查对象，具有副高及以上职称的占 11.7%；中级职称的占 38.9%；初级职称的占 49.3%。主要以初、中级职称为主，符合基层医疗卫生机构现状。县第二人民医院和 6 家乡镇卫生院职称构成有统计学显著差异（$\chi^2 = 8.659$，$P = 0.012$）。

3. 使用满意度情况

（1）满意度使用感知各要素情况。对区域医疗信息平台使用满意度调查问卷的第一部分使用感知情况的 12 个条目评分进行分析，发现满意度各项普遍评分较高，但"使用系统支持临床诊疗/护理工作"和"使用系统开展临床研究工作"2 个条目的得分较低，可能与系统平台使用时间不长，临床研究和科研等协同工作尚没有完全开展起来，需要在将来加强这方面的工作。采用 Spearman 相关分析，第一部分 12 个使用感知满意度条目与总体满意度之间正相关，各相关系数有统计学意义（$P < 0.01$），如表 6 – 18 所示。

表 6 – 18　满意度调查各条目情况与总体满意度的 *Spearma* 相关系数

评价项	均数	相关系数	P 值
总体满意度	46.38（71.63）	1.000	
让我工作表现得更好	3.96	0.903	0.000
增加了我的工作产出	3.89	0.894	0.000
提高了我的工作效率	3.85	0.908	0.000
总体而言对我的工作是有用的	4.02	0.912	0.000
对操作是清楚的和明白的	3.89	0.871	0.000
很容易利用系统做我想做的事	3.79	0.915	0.000
学习和使用不需要花费我很多精力	3.87	0.900	0.000
总体而言系很容易使用（操作）	3.86	0.891	0.000
愿意在工作中使用	3.92	0.893	0.000
不介意在工作中花些时间来学习和了解系统	3.88	0.823	0.000
使用系统支持临床诊疗/护理工作	3.82	0.854	0.000
使用系统开展临床研究工作	3.63	0.845	0.000

（2）使用满意维度评分情况。把 12 个使用满意度条目进行归类，共归为 4 个维度：有用性：4 个条目；易用性：4 个条目；使用意愿：2 个条目；临床及科研服务：2 个条目。分析发现，总满意度处于"满意"状态，其中有用性得分为 73.20，易用性得分为 71.36，使用意愿得分为72.55，临床及服务得分为 68.11。统计分析表明，有用性、易用性和使用意愿得到了使用和操作人员的一致好评和认可，在临床及科研服务方面有待加强，如表 6 – 19 所示。

表6-19　区域医疗信息平台满意度各维度评分情况

维度	均值	最大值	最小值	得分
有用性	15.71	20	4	73.20
易用性	15.42	20	4	71.36
使用意愿	7.80	10	2	72.55
临床及科研服务	7.45	10	2	68.11

（3）县医院及乡镇卫生院满意度得分情况。县第二人民医院被调查者总体满意度为71.75，6家乡镇卫生院总体满意度为71.52，县医院总体满意度略高于乡镇卫生院。在6个乡镇卫生院中，福兴镇卫生院总体满意得分最高，为75.69分，平桥乡卫生院总体满意度得分最低，为65.14分，如表6-20所示。

表6-20　金堂县第二人民医院与6家乡镇卫生院满意度得分情况

卫生机构名称	均值	最大值	最小值	得分
县第二人民医院	46.44	60	19	71.75
淮口中心卫生院	45.36	60	22	69.50
福兴中心卫生院	48.33	60	22	75.69
赵家镇卫生院	47.64	60	24	74.24
白果镇卫生院	47.88	60	22	74.76
三溪镇卫生院	46.41	59	24	71.76
平桥乡卫生院	43.27	58	22	65.14
合计	46.38	60	19	71.64

（4）协同医疗服务使用频率情况，如表6-21所示。

1）院间预约挂号服务使用情况。从未使用者占81.7%，极少使占4.7%，偶尔使用占9.9%，经常使用占3.7%。县第二人民医院使用频率要高于乡镇卫生院，说明县级医院人员对信息平台的熟悉程度要高于乡镇卫生院。县第二人民医院和6家乡镇卫生院院间预约挂号服务使用构成有统计学显著差异（$\chi^2 = 13.544$，$P = 0.004$）。

表6-21 金堂县第二人民医院与6家乡镇卫生院协同医疗服务项目使用情况

单位:%

项目		构成比		
		总体（n = 383）	县第二人民医院（n = 194）	6家乡镇卫生院（n = 189）
院间预约挂号	从未使用	81.7	74.7	88.9
	极少使用	4.7	7.2	2.1
	偶尔使用	9.9	12.9	6.9
	经常使用	3.7	5.2	2.1
远程会诊	从未使用	79.6	71.6	87.8
	极少使用	8.4	12.4	4.2
	偶尔使用	8.6	11.3	5.8
	经常使用	3.4	4.6	2.1
远程医学影像诊断	从未使用	90.6	89.7	91.5
	极少使用	5.2	5.2	5.3
	偶尔使用	3.4	4.6	2.1
	经常使用	0.8	0.5	1.1
双向转接诊	从未使用	79.9	77.3	82.5
	极少使用	11.7	13.9	9.5
	偶尔使用	5.2	8.2	2.1
	经常使用	3.1	0.5	5.8
电子病历调阅	从未使用	32.4	29.9	34.9
	极少使用	3.7	4.6	2.6
	偶尔使用	13.1	14.9	11.1
	经常使用	50.9	50.5	51.3
在线学习（培训）	从未使用	53.3	40.2	66.7
	极少使用	15.4	12.4	18.5
	偶尔使用	21.9	34.0	9.5
	经常使用	9.4	13.4	5.3

2）远程会诊服务使用情况。从未使用者占 79.6%，极少使用占 8.4%，偶尔使用占 8.6%，经常使用占 3.4%。华西医院与县第二人民医院开展远程会诊还较少，提示：要加强这方面的协同合作；6 家乡镇卫生院与县第二人民医院还是用传统的方法进行（如电话、现场会诊等）会诊为主，可能与距离近和平时关系较密切有关系。县第二人民医院和 6 家乡镇卫生院远程会诊服务使用情况构成有统计学显著差异（$\chi^2 = 15.917$，$P = 0.001$）。

3）远程医学影像诊断服务使用情况。从未使用者占 90.6%，极少使用占 5.2%，偶尔使用占 3.4%，经常使用占 0.8%。华西医院与县第二人民医院和 6 家乡镇卫生院此项协同业务开展频率很低，可能与基层医疗卫生机构数据化影像诊断设备较少有关。县第二人民医院和 6 家乡镇卫生院远程医学影像诊断服务使用情况构成差异无统计学意义（$\chi^2 = 2.194$，$P = 0.533$）。

4）双向转接诊服务使用情况。从未使用者占 79.9%，极少使用占 11.7%，偶尔使用占 5.2%，经常使用占 3.1%。县第二人民医院使用频率要低于乡镇卫生院，说明乡镇卫生院较多需要寻求上级医疗卫生机构的支持，这与基层医疗卫生机构现状相吻合。两者在双向转接诊服务使用构成有统计学显著差异（$\chi^2 = 17.389$，$P = 0.001$）。

5）电子病历调阅使用情况。从未使用者占 32.4%，极少使用占 3.7%，偶尔使用占 13.1%，经常使用占 50.9%。县第二人民医院和乡镇卫生院此项服务使用频率都很高，说明共享电子病历对临床帮助较大，使用积极性很高。县第二人民医院和 6 家乡镇卫生院电子病历调阅使用构成差异无统计学意义（$\chi^2 = 2.879$，$P = 0.411$）。

6）在线学习服务使用情况。从未使用者占 53.3%，极少使用占 15.4%，偶尔使用占 21.9%，经常使用占 9.4%。县第二人民医院和乡镇卫生院此项协同业务开展得较好，县医院好于乡镇卫生院。两者在在线学习服务使用构成有统计学显著差异（$\chi^2 = 47.828$，$P = 0.000$）。

（5）使用满意度影响因素分析。

1) 年龄因素的影响。年龄资料经分析近似正态分布但方差不齐（$P = 0.016$），采用非参数检验，发现不同年龄组满意度得分存在统计学差异（$\chi^2 = 110.864$，$P = 0.000$）。提示：随着年龄的增加，满意度得分逐渐降低。说明年轻人学习能力强，乐于接受有益的改变，对信息化接受快。40岁以上年龄组，满意度偏低可能与年纪偏大、计算机基础较差有关，提示：医院管理者要特别关注这部分人群，提供相应的支持和帮助，使他们克服心理的抵触，提高使用满意度，如表6 – 22 所示。

表6 – 22 年龄与区域医疗信息平台使用者满意度的关系

年龄组	均值 ± 标准差	得分
小于20 岁	54.60 ± 6.025	88.75
21 ~ 30 岁	52.54 ± 9.225	84.47
31 ~ 40 岁	41.15 ± 10.365	60.74
41 ~ 50 岁	40.07 ± 9.834	58.48
51 ~ 60 岁	37.44 ± 12.849	53.01
合计	46.38 ± 11.546	71.63

注：$\chi^2 = 110.864$，$P = 0.000$。

2) 性别因素的影响。进行 t 检验发现，被调查男女的满意度得分差异有统计学意义（$t = -2.388$，$P = 0.018$），女性的满意度得分要高于男性，可能与女性比男性接受培训时更认真，对信息平台使用更熟悉有关，如表6 – 23 所示。

表6 – 23 性别与区域医疗信息平台使用者满意度的关系

性别	均值 ± 标准差	得分
男	44.62 ± 12.374	67.96
女	47.56 ± 10.831	74.08
合计	46.38 ± 11.546	71.63

注：$t = -2.388$，$P = 0.018$。

3）医疗机构的影响。经 t 检验分析发现，金堂县第二人民医院和6家乡镇卫生院的满意度得分差别无统计学意义（$t=0.093$，$P=0.926$）。但是，县第二人民医院的得分要略高于6家乡镇卫生院（见表6-24）。经深入访谈了解，这可能与县第二人民医院领导的重视程度、员工的素质、学历、临床经验、学习能力等综合素质要高于乡镇卫生院有关，也可能与乡镇卫生院业务相对比较单纯，流程简单，感觉信息平台过于规范和复杂有关，这也是降低满意度的重要原因之一。

表6-24　医疗卫生机构规模与区域医疗信息平台使用者满意度的关系

医疗卫生机构	均值±标准差	得分
县第二人民医院	46.44±11.611	71.75
6家乡镇卫生院	46.33±11.511	71.25
合计	46.38±11.546	71.63

注：$t=0.093$，$P=0.926$。

4）工作年限因素的影响。经检验，资料满足近似正态分布但方差不齐（$P=0.004$），不同工作年限满意度得分具有统计学差异（$\chi^2=115.903$，$P=0.000$）。随着工作年限的增加，对信息平台的满意度逐渐降低，可能与其学习能力、接受新事物的能力降低有关，也与信息系统平台改变原有工作习惯有关，产生心理抵触情绪。提示：应对这部分员工提供更多的辅导和使用支持，帮助其克服心理障碍，这部分人是医院诊疗管理的核心，他们的顺利使用有利于医院的发展，如表6-25所示。

表6-25　工作年限因素与区域医疗信息平台使用者满意度的关系

工作年限组	均值±标准差	得分
小于5年	53.61±8.325	86.68
6~10年	46.12±11.475	71.09
11~20年	40.22±9.373	58.79

续表

工作年限组	均值 ± 标准差	得分
21~30 年	39.62 ± 10.259	57.55
超过 31 年	33.17 ± 12.006	44.10
合计	46.38 ± 11.546	71.63

注：$\chi^2 = 115.903$，$P = 0.000$。

5）专业因素的影响。从统计检验来看，资料满足近似正态分布但方差不齐（$P = 0.004$），不同专业满意度得分具有统计学差异（$\chi^2 = 14.256$，$P = 0.007$）。从事医疗和护理工作的满意度得分较高，医技、药剂和收费等其他工作的满意度相对不高。经深入访谈了解，与系统平台本身的设计缺陷和稳定性有一定关系。提示：应尽快完善系统，加强培训，如表 6-26 所示。

表 6-26　工作专业因素与区域医疗信息平台使用者满意度的关系

工作专业	均值 ± 标准差	得分
医疗	46.71 ± 12.680	72.31
护理	48.18 ± 9.653	75.38
医技	40.34 ± 11.230	59.05
药剂	45.14 ± 13.385	69.05
其他	44.15 ± 8.429	66.98
合计	46.38 ± 11.546	71.63

注：$\chi^2 = 14.256$，$P = 0.007$。

6）学历因素的影响。资料分析满足近似正态分布且方差齐性（$P = 0.334$），不同学历员工满意度存在统计学差异（$F = 11.200$，$P = 0.000$）。学历高的满意度得分较高，学历低的满意度得分相对偏低。提示：医疗卫生机构应加强学历教育培养和逐渐引进高学历人员，适应临床信息化发展的要求，如表 6-27 所示。

表6-27　学历因素与区域医疗信息平台使用者满意度的关系

学历	均值 ± 标准差	得分
本科及以上	51.43 ± 10.672	82.14
专科	44.73 ± 11.267	68.19
中专（技校）	43.55 ± 11.530	65.72
高中及以下	41.60 ± 5.367	61.67
合计	46.38 ± 11.546	71.63

注：$F = 11.200$，$P = 0.000$。

7）职称因素的影响。经检验，资料满足近似正态分布但方差不齐（$P = 0.001$），采用非参数检验，发现不同职称员工满意度得分存在统计学差异（$\chi^2 = 154.018$，$P = 0.000$）。职称高的满意度得分偏低，职称低的满意度得分偏高，初级职称满意度最高，副高及以上职称满意度较低。提示：职称越高，满意度越低，如表6-28所示。

表6-28　职称因素与区域医疗服信息平台使用者满意度的关系

职称	均值 ± 标准差	得分
副高及以上	39.09 ± 10.328	56.44
中级	39.58 ± 9.905	57.47
初级	53.48 ± 8.286	86.42
合计	46.38 ± 11.546	71.63

注：$\chi^2 = 154.018$，$P = 0.000$。

8）其他因素的影响。

①电子病历调阅频率。经检验，资料满足近似正态分布且方差齐性（$P = 0.359$），不同电子病历调阅频率的满意度得分具有统计学差异（$F = 7.822$，$P = 0.000$）。经常调阅电子病历的满意度得分最高，从未使用的满意度得分偏低。说明员工调阅电子病历的频率会影响满意度，如表6-29所示。

表 6 - 29　电子病历调阅频率与区域医疗信息平台满意度的关系

使用频率	均值 ± 标准差	得分
从未使用	42.65 ± 11.735	63.86
极少使用	48.63 ± 11.075	76.21
偶尔使用	45.72 ± 11.296	70.25
经常使用	50.50 ± 8.654	80.21
合计	46.38 ± 11.546	71.63

注：$F = 7.822$，$P = 0.000$。

②院间预约挂号。资料经分析满足近似正态分布且方差齐性（$P = 0.665$），不同院间预约挂号使用频率满意度得分差异无统计学意义（$F = 0.990$，$P = 0.397$）。县级医院的满意度得分较高，6 家乡镇卫生院的满意度得分偏低。提示：应在乡镇卫生院加强院间预约挂号宣传，如表 6 - 30 所示。

表 6 - 30　院间预约挂号使用频率与区域医疗信息平台满意度的关系

使用频率	均值 ± 标准差	得分
从未使用	46.54 ± 11.586	71.95
极少使用	42.11 ± 11.140	62.73
偶尔使用	47.50 ± 10.837	73.96
经常使用	45.43 ± 13.001	69.64
合计	46.38 ± 11.546	71.63

注：$F = 0.990$，$P = 0.397$。

③信息系统选择模式。选择统一的信息系统有利于医疗卫生机构开展协同医疗服务的满意度得分较高，选择使用各自分散的信息系统的满意度得分较低。提示：信息系统建设方式的不同会影响满意度。经检验，资料满足正态分布且方差齐性（$P = 0.770$），经方差分析发现，信息系统选择方式的不同满意度得分存在统计学差异（$F = 14.469$，$P = 0.000$），如

表 6 - 31 所示。

表 6 - 31　信息系统选择方式与区域医疗信息平台满意度的关系

信息系统选择方式	人数	均值 ± 标准差	得分
统一的信息系统	320	47.36 ± 11.306	73.67
各自分散的信息系统	63	41.41 ± 11.563	61.28
合计	383	46.38 ± 11.546	71.63

注：$F = 14.469$，$P = 0.000$。

（6）影响使用满意度的多因素分析。

1）变量赋值。为深入了解影响区域医疗信息平台使用满意度的内在因素，进行多因素回归分析。使用总体满意度作为因变量，以医疗机构性质、个人基本特征（包括年龄、性别、学历、工作年限、工作专业、职称）、电子病历调阅频率、院间预约挂号使用频率、信息系统选择方式和4个公因子作为自变量进行多元回归分析。分类变量设为哑变量引入方程，以0作为参照水平，如表 6 - 32 所示。

表 6 - 32　影响因素、变量名及赋值

影响因素	变量名	变量赋值
医疗机构	Hospital	0 = 乡镇卫生院，1 = 县级医院
性别	Gendar	0 = 男，1 = 女
年龄	Age	0 = 小于20岁，1 = 21～30岁，2 = 31～40岁，3 = 41～50岁，4 = 50岁以上
工作年限	Period	0 = 小于5年，1 = 6～10年，2 = 11～20年，3 = 21～30年，4 = 31岁以上
工作专业	Job	4 = 医疗，3 = 护理，2 = 医技，1 = 药剂，0 = 其他
学历	Degree	3 = 本科及以上，2 = 专科，1 = 中专（技校），0 = 高中及以下
职称	Grade	0 = 初级，1 = 中级，2 = 副高及以上

影响因素	变量名	变量赋值
电子病历调阅	Record	0 = 从未使用，1 = 极少使用，2 = 偶尔使用，3 = 经常使用
院间预约挂号	Register	0 = 从未使用，1 = 极少使用，2 = 偶尔使用，3 = 经常使用
信息系统选择模式	System	0 = 分散的，1 = 统一的

2）模型构建。采取多因素线性后退法（Backward）进行多元回归分析，结果如表6-33所示。经计算，回归系数、标准回归系数其假设检验均达显著性水平（$P < 0.05$），且决定系数 $R^2 = 0.988$，说明模型具有很强的解释能力，具有推断使用满意度总体状况的意义。在模型进行拟合时，对年龄与工作年限等变量的共线性进行剔除，有用性、易用性、使用意愿公因子与满意度存在相关，但根据专业知识分析这3个因素对满意度有影响，所以必须纳入方程。其他变量从Tolerance（容忍度）和VIF（方差膨胀因子）来看，所建回归方程不存在共线性问题。

表6-33　多元回归分析结果

影响因素	偏回归系数	标准差	标准偏回归系数	T	P	Tolerance	VIF
常数项	0.176	0.538		0.327	0.744		
有用性	1.163	0.039	0.414	29.810	0.000	0.159	6.272
易用性	0.985	0.040	0.349	24.621	0.000	0.153	6.518
使用意愿	1.721	0.072	0.263	23.775	0.000	0.251	3.981
职称（中级）	-0.521	0.138	-0.030	-3.692	0.000	0.456	2.191
（高级）	-0.527	0.116	-0.032	-3.713	0.000	0.462	2.177
年龄（31~40 岁）	-0.188	0.112	-0.014	-2.686	0.023	0.443	2.255
（41~50 岁）	-0.191	0.108	-0.014	-2.774	0.027	0.475	2.106
（51 岁以上）	-0.199	0.107	-0.015	-2.858	0.024	0.483	2.071
学历（本科及以上）	0.205	0.091	0.103	2.243	0.025	0.868	1.152

注：决定系数 $R^2 = 0.988$，调整 $R^2 = 0.988$；$F = 5345.357$，$P = 0.000$。

使用满意度问卷的 4 个公因子进入回归方程，从标准偏回归系数的大小看，进入方程的有用性、易用性、使用意愿等公因子影响作用较大，提示信息平台改变了原有的工作方式，带来了工作便利，提高了工作满意度，说明提高员工使用满意度，要不断优化和完善信息系统本身，操作更简单、功能更强大、反应更快捷、界面更清晰；同时，要做好医疗卫生机构间的协同医疗服务组织和协调工作，只有这样才能充分发挥区域医疗信息平台的功能，达到平台建设的目的，进而提高员工的使用满意度。另外，因素分析显示，职称、学历和年龄对员工使用总体满意度也有一定的影响，由方程来看，控制其他因素不变，学历为本科及以上的满意度比对照上升 0.103；控制其他因素不变，年龄为 31~40 岁的满意度比对照组下降了 0.014，年龄为 41~50 岁的满意度比对照组下降了 0.014，年龄为 50 岁以上的满意度比对照组下降了 0.015；控制其他因素不变，中级职称的满意度比对照组下降了 0.030，高级职称的满意度比对照组下降了 0.032。

综上所述，从信息平台本身的特性及多因素回归分析来看，总体满意度高，尤其是学历高、年纪轻的临床医务人员对信息平台总体满意度较高，而一些年纪偏大、学历较低的满意度不高，这提示我们在信息化建设过程中，要根据不同类型使用人员的特征，采取有针对性的措施进行培训和临床使用指导。同时，以"使用人员为中心"，设计和优化操作系统，增加系统业务功能模块，满足多样化和个性化的需求，促进区域医疗信息平台的建设和使用。

四、本章小结

以上是根据本书理论分析和提出的西部地区区域医疗信息化建设模式，结合成都市金堂县的具体情况进行的实践探索。其区域医疗信息化建设从数据中心建设、医疗信息平台建设、网络建设和运营模式均体现了新的指导思想，是在本书基于共享医疗信息平台的区域医疗信息化建设模式理论指导下的一次大胆实践。从平台建设情况来看，第一组团医疗卫生机构信息化软、硬件水平得到了质的提高，基本达到了数字化医院建设要求；从运行效果来看，医疗机构服务水平、业务能力、经营状况均得到了一定的改善；从平台使用情况来看，医务（使用者）人员对信息平台总体满意，基本达到了建设的预期目的。当然，由于建设时间短，平台还存在一些不尽如人意的地方，应加强以下几方面：①进一步提高信息系统的稳定性，提高系统响应速度；②基于基层医疗卫生机构工作特性，完善系统业务功能模块和单机多界面登录等；③提供多模式计算机输入法和模糊搜索功能，缓解使用障碍；④以"为患者服务为中心"，进一步优化系统平台，提高使用的便捷性和简洁性；⑤建立系统应急机制，提升系统维护人员的响应性；⑥加强平台使用培训和指导，尤其是对年龄偏大医务人员；⑦积极开展基于平台信息共享的临床诊疗和护理工作。

第二组团医疗卫生机构和第三组团医疗卫生机构正在组织实施系统上线，基于信息共享、资源共享下的医疗机构间分级协同医疗服务模式也在有序地开展和探索，待全部部署完成后，将按照新的指导思想和模式进行管理和运行。金堂县选择共享医疗信息平台的区域医疗信息化建设模式符合当地的实际情况，将会产生很好的社会效益和经济效益，成为西部地区乃至全国区域医疗信息化建设的一个范例。

第七章
总结与展望

一、总　结

世界各国普遍面临医疗卫生费用支出呈逐年增加态势，所占国家财政支出比例越来越高，这给各国政府造成了越来越沉重的财政负担。此外，医疗服务体系运行效率、医疗质量、医疗安全越来越引起各国的高度重视。如何构建一个高效的医疗卫生服务体系，是各国正在积极探索和思考的。医疗系统改革势在必行，医疗信息技术（Health Information Technology，HIT）特别是以病人为中心的临床信息系统被认为是实现医疗系统改革的重要手段和步骤（许怀湘，2008），信息科技和网络技术的高速发展为医疗服务方式和生产方式的转变提供了新的发展空间和变革方式。建立跨区域和医院系统的医疗卫生共享信息系统有利于实施分层次的医疗协同服务，通过会诊咨询、双向转接诊、共享患者信息、在线利用临床数据库、知识库等，不但有利于医疗资源更合理地联动使用，降低医疗成本，还能加快医生的学习成长，增量医疗资源，被公认为是未来医疗行业的发展方向。

基于此，国外一些国家和地区先后开展了推动以电子健康档案（病历）共享为核心的区域医疗信息化建设。然而，到目前为止，无论是国家级还是地方级区域医疗（卫生）信息化都没有完全成功的范例，面临资金、技术、沟通与协调、不同软件兼容性、技术架构及基础设施、临床信息系统造价太高、运营和维持成本太高等众多问题，尤其是缺乏有效的商业运营模式，是困扰国外区域医疗（卫生）信息化可持续发展的关键。我国自 2003 年卫生部颁布《全国卫生信息化发展规划纲要（2003～2010年）》以来，以信息技术带动医疗改革的区域医疗项目开始在全国各地试点，进行了几种不同建设道路和模式的探索，取得了一些成果，但也发现了一些问题，如资金、技术、人才、标准、建设模式、运营模式、法律/法规、医保政策等。区域医疗信息化建设是一个涉及众多领域的大课题，不仅包括信息技术、网络技术和信息安全，还涉及医疗卫生政策、医疗机构业务模式、组织运作、医疗安全、医疗保险、法律/法规等，尤其是建设模式和商业运营模式关系到区域医疗信息化建设成败的关键，也是国内外探索和研究的重点。因此，如何构建和推进区域医疗信息化建设？以何种模式来构建和推广区域医疗信息化？构建和运行的成本—效益如何？等等，尤其是对西部地区，是本书研究的出发点。

本书通过大量检索、阅读国内外相关领域的文献，借鉴国内外学者的研究成果，采用理论研究和实证研究相结合、定性和定量分析相结合的方式，系统评价了国内外区域医疗信息化建设、西部地区医疗卫生服务现状和医疗机构信息化现状以及国家卫生信息政策发展趋势，围绕关键问题比较分析了国内现有模式，认为成本效益高，运营可持续的模式四初步解决了资金、技术和人才的困扰，适宜在西部地区这样的经济基础差、信息化水平低的地区推广。在此基础上，以西部地区区域医疗信息化建设理论基础为指导，创新性地提出了基于共享医疗信息平台的西部地区区域医疗信息化建设和运营模式，并将其应用于指导成都市金堂县"统筹城乡医疗卫生事业发展示范县——区域协同医疗服务示范项目"的建设，对其建设和运行实践进行了效果评估，目的在于检验这种模式基本构思的合理性、可行性和有效性，为我国西部地区以及其他与西部情况相似地区的区域医疗信息化建设提供借鉴和参考，为国家相关政策制定部门提供政策设计科学依据。

二、政策建议

通过近些年的发展，区域医疗信息化虽然面临各种困难，但其所带来的社会效益和经济效益已日益得到了大家的认可，是我国医疗行业当前乃至未来的发展方向。为此，本书借鉴国内外建设的有益经验，针对当前我国区域医疗信息化建设中存在的问题，特别是实践中发现的问题，提出以下建议。

（一）提升管理者的"信息素质"

区域医疗信息化是未来医疗行业的发展方向，是实现医院科学管理，提高社会效益和经济效益，改善医疗服务质量的重要途径，受制于职能的局限与封闭的意识，管理者往往对此缺乏客观的认识。因此，管理者必须树立正确的认识，克服本单位本地区的本位意识，以信息化建设为契机，建立多行业多部门多层次能共享的信息系统，全面提升医疗服务质量，提高医疗服务能力和管理水平。

（二）加强宏观规划，创新协调监管机制

区域医疗信息化项目牵涉面广，如果缺乏前期的规划和详细考虑，短期目标设置过于宏伟，软件及硬件准备不足，项目盲目上马，最后将形成"启动易，完成难"的被动局面。各级政府应从区域实际出发，遵循客观规律，在充分了解区域医疗卫生机构信息化建设现状，各利益相关方需求

和期望的基础上，制定符合区域实际的、可行的医疗卫生信息化建设整体规划和中、长期实施规划。

另外，区域医疗信息化涉及众多利益相关者的利益，如医疗机构、患者、医疗保险机构、公共卫生管理机构、网络通信商、软件供应商等。如何平衡现有卫生系统多头管理下各相关方利益，处理好卫生行政机关管理需求与基层医疗机构应用需求间的矛盾。这种多方利益和监管的平衡、限制，需要创新协同监管机制，设立一个具有足够授权的协调机构，协同整合业务主管部门、医疗机构和患者等众多利益方，协调推进。

（三）建立、完善相关标准和规范

区域医疗卫生信息共享建立在数据交换基础之上，进行数据交换必须要遵循相同的信息标准和规范。我国已颁布和制定了一些标准和规范，如《健康档案基本架构与数据标准（试行）》、《基本健康档案的区域卫生信息平台建设指南（试行）》、《电子病历基本架构与数据标准（征求意见稿）》等（徐庐生，2010）。但离区域医疗信息化建设相去甚远，国家及相关部门应加快这方面的制定工作。

（四）完善相关法律法规、医保支付和信息安全建设

区域医疗信息化不仅是技术实施项目，也是传统医疗模式改变的过程，协同医疗业务的开展必将涉及相关法律、法规、医疗卫生政策和医保支付政策，如病人在不等级机构间双向转接诊发生的医疗费用报销比例、跨院诊疗费用的结算、检验检查结果互认的法律效力、远程会诊诊断的法律责任划分，患者医疗信息所有权、信息使用权、电子医疗文档的法律效力等。因此，国家相关职能部门和立法部门应加快对相关法律法规、医疗政策、医保支付制度的建立和完善，为区域医疗业务协同开展提供政策和法律保护。

此外，要重视网络安全、信息安全和保护患者的隐私安全，加快相关立法工作，规范和引导信息系统的建设。如虽已制定了一些软件评审办

法、互联网管理办法和电子签名法等，但与区域医疗信息化建设要求还相差很远。

（五）大力培育第三方医疗信息服务商，加强信息专业人才建设

随着现代信息技术和网络技术的发展，由第三方医疗信息服务（运营）商集中建设、统一部署一个区域医疗信息平台和数据中心，在技术上已成为现实。但该模式的建立和运营对第三方服务商的实力和平台运营能力提出了极高的要求，需要有强大的产品研发能力和平台建设能力，需要有一支具备较高产品研发能力、有一定临床知识和先进管理理念的复合型信息系统开发和维护人才队伍。因此，政府相关部门及信息化主管部门应共同制定相关的信息产业扶持政策，从政策、资金、税收、人才引进等方面提供扶持，加强国际交流，为医疗信息服务商提供良好的外部发展环境；同时，鼓励医疗机构自身加强对信息专业人才建设，制定优惠政策和待遇措施，吸引和鼓励优秀信息技术人才到医疗卫生机构工作。

（六）调动社会资源，建立多渠道筹资、共建机制

区域医疗信息化是一项耗资巨大的工程，需要投入大量的人力、物力和财力。现阶段，我国区域医疗信息化项目主要以政府投入为主，政府主导投入在区域医疗信息化建设初期有利于项目启动，有利于统一管理、统一规划实施，是可行的，但以政府投入作为唯一投资渠道难以为继，政府投入应起引导、示范作用。因此，应该借鉴国外区域医疗信息化的有益经验，制定相关政策，鼓励和调动其他有兴趣的社会资源积极参与区域医疗信息化建设，如医院集团、医保机构、商业保险机构、IT 服务商、电信和银行等，以拓宽筹资渠道，形成共筹、共建，利益共享机制。

（七）积极开展区域医疗信息化建设和运营模式研究

区域医疗信息化在国内外进行了大量的实践和探索，特别是在信息化

建设资金投入和运营模式方面，美国进行了积极的探索，形成了几种有代表性的商业运营模式，但其效果还有待检验，就目前而言，尚没有一个完全成功的模式。无论是欧盟等福利国家依靠政府投入和运营，还是美国的商业运营模式探索，能否具有一个可靠的、稳定的资金来源是维持国家级（区域级）医疗信息化建设和运营的关键。相比国外发达国家有雄厚的政府财力支持，我国的经济实力不足以长期支撑如此庞大的、耗费巨额资金的、需要持续投入的项目。因此，政府应该积极致力于进行区域医疗信息化建设和运营模式的研究，提供各种有利条件和政策支持，鼓励各地方、区域在国家宏观政策指导下，用前瞻性的眼光、预见性改革方式，探索符合区域实际情况具有自我运营、自我生存能力、运营可持续发展的区域医疗信息化建设和运营模式。

（八）关注医疗机构受益程度和项目的参与程度

医疗卫生机构加入区域医疗信息化可以共享患者诊疗信息，提高诊疗/护理质量、减少医疗差错、提升医疗安全、降低医疗费用，建立的远程会诊、远程医学影像诊断，有助于提高基层医疗机构诊治水平，医疗机构间建立的持续协作关系，可以为患者提供连续治疗，从而提高患者的满意度，留住病人，对提高医疗机构声誉和增加经济收入有显著的作用，良好的社会效益和经济效益会促进医疗卫生机构参与区域医疗信息化的积极性。然而，这些效果的呈现短期内难以实现，将是一个逐步实现的过程。因此，需要政府相关部门和卫生行政部门加强宣传，并共同制定相关政策，从人员、资金、设备和政策等方面提供有形支持，使参与医疗机构获得实实在在的收益，提高项目的参与率。

（九）建立分级医疗服务体系，形成有管理的竞争机制

建立分级医疗服务体系是提高医疗资源利用效率的有效方法，国外很多国家建立了严格的"守门人"制度和双向转接诊，病人呈有序状态流动。而我国分级医疗服务体系并没有真正有效运转起来，医疗卫生机构间

缺乏资源、信息共享和服务协作机制，相互间缺乏信任，恶性竞争，病人流动呈无序状态。究其原因，医疗卫生机构间缺乏一个有效、便捷的信息共享平台是主要原因之一。因此，政府应该以区域医疗信息化建设为突破口，政策配套促进分层次城乡一体医疗卫生服务体系形成，有助于提高资源使用，减少无序竞争所致质量安全下降，造成资源浪费，形成有管理的竞争机制。

（十）建立绩效评价体系，定期实施评估

与其他行业不同，区域医疗信息化绩效很难独立测量，往往与组织结构变革、资源利用、管理变革、业务流程改革等混合，以综合效益体现。此外，在某些阶段，其所带来的社会效益远远高于经济效益，如医疗差错的减少、误诊的减少、患者生命质量的提升等社会效益成果。但区域医疗信息化建设需要巨额投入，包括资金、人力、物力等。因此，对于区域医疗信息化建设要明确项目成本和收益，建立科学合理的区域医疗信息化绩效评价体系，定期开展包括经济效益、社会效益等指标的评估，及时掌握和了解区域医疗信息化建设进展及存在的问题，并依此制定相应的政策与措施，促进区域医疗信息化项目健康、有序地开展。

三、研究创新与局限

（一）研究创新点

本书研究从以下几个方面进行了创新：

1. 理论突破

基于在我国医疗卫生信息化服务领域存在的有技术无理论的实际情

况，利用经济学、管理学和信息学的原理与方法，提出了西部地区区域医疗信息化建设的理论基础，为今后医疗卫生信息化领域的实证研究与理论分析奠定了坚实的理论基础。

2. 应用循证决策法对国内外区域医疗信息化建设进行了系统的梳理

从构建模式、运营模式等方面进行了类比分析，循证比较了它们各自的优缺点，国内外尚未见此方面的系统研究。

3. 研究设计具有一定的独创性

以四川省医疗机构为例，运用结构化调查问卷和深入访谈法，找到了西部地区区域医疗信息化建设模式选择的影响因素，并在此基础上创新性地提出了基于共享医疗信息平台的西部地区区域医疗信息化建设和运营模式。

4. 提出西部地区区域医疗信息化建设和运营模式

建立一个统一共享的区域医疗信息平台和数据存储中心，医疗机构以交服务费的方式，使用区域医疗信息平台提供的所有软件和硬件服务，以医疗机构交纳的服务费作为信息平台建设、运营和维护费用。

区域医疗信息化建设并非易事，即使是在欧美等发达国家，也属前沿的应用和探索，我国区域医疗信息化的实践尚处于摸索阶段。我国已有一些示范项目在建设和运行，但系统总结和评估试点实施效果的尚没有文献记载。本书首个系统研究和评价该项目，研究成果和结论为我国区域医疗信息化建设和完善提供了实证依据和启示。

（二）研究局限及不足之处

由于区域医疗信息化建设开展时间较短，尚处在探索和试点阶段，国内的研究成果较少，还没有较为成熟的研究理论体系和实证研究成果，可资参考的数据资料也较少。本书首先从文献研究入手，对国内外区域医疗服务信息化建设进行了比较分析，然后对四川省医疗机构和成都市金堂县区域协同医疗服务示范项目进行了调查研究。由于受人力、财力所限，调查样本的数量和代表性有待完善。由于受调查样本以及部分调查资料数据缺失、资料指标不够精确等影响，其研究结论的代表性受到影响，但作为前导性研究，其研究成果还是具有借鉴价值的。同时，囿于成都市金堂县区域协同医疗服务示范项目实施时间较短，信息化建设项目具有磨合期较长的特点，影响实施效果的混杂因素较多，如医保政策对医疗服务需求的影响，新医改政策对医疗机构服务效率的影响等，实施效果评价研究成果有待下一步的实践检验。

（三）今后研究方向

本书的研究虽然取得了一些研究成果，但还有许多问题有待进一步研究和提高。

第一，在现有研究的基础上，提高样本的代表性，在更大规模内进行调查分析，再组织对不同省份、不同规模的医疗机构进行调查，利用收集到的数据进行分析，通过分析进一步验证研究结论。

第二，运用卫生经济学的理论和方法，采用案例研究方法，对区域医疗信息化试点项目（示范项目）开展深入扎实的实证研究。例如，成本效益分析、绩效评价、经济效益和社会效益评价等，为政府制定决策提供科学依据。

第三，当前亟待建立一套科学完整的区域医疗信息化建设评价指标体系，在指标的筛选上要遵循"结构、过程和效果"基本框架和原理，指标数目要精减、准确、具有代表性和易于操作。

第四，对医疗卫生机构间开展协同医疗业务的内容和机制进行研究，如医保支付政策、组织机制、协同医疗服务模式、隐私和安全保护等，通过上述研究为区域医疗协同业务的实现提供支撑。

参考文献

［1］黄荣清，庄亚儿．人口死亡水平的国际比较［J］．人口学刊，2004（6）：3 - 7.

［2］赖伟．医疗改革三十年［J］．中国医院管理，2008，28（11）：1 - 4.

［3］王小万．居民健康与医疗服务需求及利用的理论与实证研究［D］．中南大学博士研究生学位论文，2005.

［4］石应康．深化医疗卫生体制改革之我见［J］．中国医院，2008，12（2）：1 - 3.

［5］李玲，江宇，陈秋霖．改革开放背景下的我国医改 30 年［J］．中国卫生经济，2008，27（2）：5 - 9.

［6］刘国恩．整合医疗打通分离［J］．中国卫生，2009（2）：77.

［7］陈春涛．数字化医院信息系统建设与实证研究［D］．华中科技大学博士研究生学位论文，2008.

［8］刘杰．区域医疗信息化破局［J］．中国医院院长，2009：60 - 64.

［9］Adler - Milstein J，Bates D W，et al. US Regional Health Information Organizations：Progress And Challenges［J］. Health Affairs，2009，28（2）：483 - 492.

［10］Adler - Milstein J，McAfee AP，Bates D W，Jha A K. The State of Regional Health Information Organizations：Current Activities and Financing

[J]. Health Aff (Millwood), 2008, 27 (1). w60 – w69.

[11] Kloss L. Health Information Exchange: State Level Challenges and Opportunities [M]. Betheda, MD: American Health Informatics Management Association, 2007.

[12] Michael C, Martin J. Sustainable RHIO Funding and the Emerging Business Model: The 2007 Survey of Regional Health Information Organization Finance [R]. Healthcare IT Transition Group, 2007.

[13] Marchibroda J M. Health Information Exchange Policy and Evaluation [J]. J Biomed Inform. 2007 (40): S11 – S16.

[14] Laudon K C, Traver C G. E – commerce: Business, Technology, Society. 2nd ed [M]. Boston, MA: Pearson/Addison Wesley; 2004.

[15] Maffei R, Burciago D, et al. Determining Business Models for Financial Sustainability in Regional Health Information Organizations (RHIOs): A review [J]. Popul Health Manag, 2009, 12 (5): 273 – 278.

[16] 叶慧. "医院信息系统现状与未来" 研讨会在京召开 [J]. 中国医疗器械信息, 2006, 12 (6): 77 – 78.

[17] 李卫平. 中国医疗卫生服务业的现状、问题与发展前景 [J]. 中国卫生经济, 2003 (5): 1 – 4.

[18] 陆斌杰. 医疗信息资源区域共享——解决 "看病难、看病贵" 的实践探索 [J]. 中华现代医院管理杂志, 2007, 5 (9): 28 – 31.

[19] 李玲. 我国医疗体制改革趋势 [J]. 红旗文稿, 2006 (10): 19 – 21.

[20] 刘国恩, 陈佳鹏. 中国人口健康模式与医疗体制改革 [J]. 市场与人口分析, 2006 (6): 22 – 25.

[21] 石应康, 程永忠, 黄勇. 医改实践——华西远程医学体系 [J]. 科学决策, 2008 (4): 33 – 35.

[22] 关于深化医药卫生体制改革的意见 [EB/OL]. http://www. gov. cn/jrzg/2009 – 04/06/content_ 1278721. htm.

［23］关于印发医药卫生体制改革近期重点实施方案（2009～2011年）的通知［EB/OL］. http：//www. gov. cn/zwgk/2009－04/07/content_1279256. htm.

［24］《全国卫生信息化发展规划纲要（2003～2010 年）》的通知［EB/OL］. http：//www. moh. gov. cn/publicfiles/business/htmlfiles/wsb/pzcjd/200804/23876. htm.

［25］国家公共卫生信息系统建设方案（草案）［EB/OL］. http：//www. moh. gov. cn/publicfiles/business/htmlfiles/wsb/pzcjd/200804/23617. htm.

［26］科技部.“十一五”国家科技支撑计划重大项目——现代服务业共性技术支撑体系与应用示范工程课题申报指南［C］. 2006.

［27］傅征，梁铭会. 数字医院概论［M］. 北京：人民卫生出版社，2009.

［28］朱国旺. 远程眼科，让专家患者相距千里“面对面”［N］. 中国医药报，2007－12－11.

［29］刘梅. 协同医疗［EB/OL］. CIO INSIGHT 网，2007－10－23.

［30］陈敏，曾宇平等. 如何构建区域协同医疗信息服务平台［J］. 中国医院院长，2009（1）：56－58.

［31］Halamka J，Aranow M，et al. Health Care IT Collaboration in Massachusetts：The Experience of Creating Regional Connectivity［J］. Journal of the American Medical Informatics Association，2005，12（6）：596－601.

［32］Centers for Medicare and Medicaid Services. National Health Expenditure Data：NHE Fact Sheet［R］. 2008.

［33］Linda K，Janet C，Molla D. To Err is Human：Building a Safer Health System［M］. Washington D. C：National Academy Press，2000.

［34］许怀湘. 美国区域卫生信息组织的发展和启示［J］. 电子政务，2008，4（8）：119－125.

［35］桑占华. G 公司区域协同医疗项目发展规划研究［D］. 成都电子科技大学工商管理硕士学位论文，2006.

［36］刘晓，俞志元．美国医院和区域卫生信息化发展及其对中国的借鉴［J］．医学信息学杂志，2010，31（5）：8－11.

［37］Adler－Milstein J，Bates D W，et al．US Regional Health Information Organizations：Progress And Challenges［J］．Health Affairs，2009，28（2）：483－492.

［38］Regional Health Information Organization［EB/OL］．http：//en. wikipedia. org/wiki/Regional_ Health_ Information_ Organization.

［39］Blair R. Rhio Nation［J］．Health Management Technology，2006，27（2）：56－62.

［40］Protti，D. US Regional Health Information Organizations and the Nationwide Health Information Network：Any Lessons for Canadians？［J］．Healthcare Quarterly（Toronto，Ont.），2008，11（2）：96－101，104.

［41］吕婷，姜友好．对区域医疗信息化的几点认识——从目前美国RHIO 的困境谈起［J］．医学信息学杂志，2009，30（10）：5－9.

［42］Kloss L. Health Information Exchange：State Level Challenges and Opportunities［M］．Betheda，MD：American Health Informatics Management Association，2007.

［43］Walker J，Pan E，Johnston D，et al. The Value of Health Care Information Exchange and Interoperability［J］．Health Affairs，2005（24）：10－18.

［44］Joy G，Thomas B，Kelly M. Hospital－Physician Portals：The Role of Competition in Driving Clinical Data Exchange. Health Affairs，25（6）：1629－1636.

［45］Gregersen G.，Towards a National Health Information Network，the degree of Master of Arts in Computer Information Systems［A］．The College of St. Scholastica，Duluth，Minnesota，2008.

［46］Joy G，Kathryn K，Elizabeth N. Creating Sustainable Local Health Information Exchange：Can Barriers to Stakeholder Participation be Overcome？［R］．

Center for Studying Health System Change（HSC）and the National Institute for Health Care Management Foundation，2008.

［47］Katehakis D G，Lelis P，Karabela E，Tsiknakis M，Orphanoudakis S C. An Endronment for the Creation of an Inte. grated Electronic Health Record in HYGEIAnet，the Regional Health Telematics Network of Crete ［J］. Proc TEPR，2000（1）：89－98.

［48］杜方冬. 我国医院信息化水平评价指标体系及综合评价模型研究 ［D］. 中南大学博士学位论文，2007.

［49］Fu Q，Klein G. 电子健康在瑞典、丹麦和挪威：大范围应用地区电子健康解决方案 ［J］. 电子商务，2006（2）：38－40.

［50］徐英. 信息技术为医院增效：2007 医院院长国际会议焦点碰撞 ［J］. 中国医院院长，2007，19：17－19.

［51］苏小刚，樊小玲，陈恒年等. 德国医院管理与信息化建设情况 ［J］. 解放军医院管理杂志，2001，8（5）：396－397.

［52］董键. 面向区域的复数医院信息平台设计与实现 ［D］. 复旦大学硕士学位专业学位论文，2008.

［53］杨磊，丁子承，黄勇等. 日本数字化医院的现状及发展趋势 ［J］. 医疗设备信息，2006（8）：50－51.

［54］崔泳. 台湾未来 3 年投资 60 亿实现电子病历共享 ［EB/OL］. http：//www. chinaehc. cn/index. php？option＝com_ content&view＝article&id＝1850：360&catid＝11：pointview&Itemid＝8.

［55］孟丽莉，台湾医院信息化应用考察见闻 ［EB/OL］. http：// journal. shouxi. net/html/qikan/yyglyyfyxwsx/zhxdyyglzz/2006141/yygllt/20080901025032929_ 127664. html.

［56］冯达成. 香港医院管理局的信息技术过去、现在及将来 ［J］. 咨询科技部门，2005（11）.

［57］徐明霞. 医院信息化的全球观——探究香港医院的信息化建设 ［J］. 中国卫生人才，2007（10）：16－17.

［58］缺少利益驱动机制，区域医疗信息化道远且艰（2）［EB/OL］．ht-tp：//miit. ccidnet. com/art/32559/20101013/2210133_ 2. html.

［59］黄勇．区域协同医疗服务体系方案设计及示范工程建设［D］．四川大学硕士学位论文，2009.

［60］相悦丽，赵玥，赵玮等．医疗信息化现状分析［J］．中国科技信息，2008（7）：158－159.

［61］任连仲．区域医疗协同信息系统的概念和体系结构分析［J］．信息通信技术，2008：6－10.

［62］刘杰，冯蕾．区域医疗：想要整合不容易［J］．中国医院院长，2009：56－58.

［63］Zhao J P. Electronic Health in China：Challeges，Initial Directions，and Experience［J］. Telenedicine and e－Health，2010，16（3）：344－349.

［64］湘海泉．区域医疗信息化是必经之途［J］．当代医学，2007（5）：28－36.

［65］吉训明，张建．医院信息系统的发展方向——2008 年美国医院信息技术大会情况介绍［A］. 2008.

［66］中国医院协会信息管理专业委员会．中国医院信息化状况调查报告（2006 年公共版）［J］．中国数字医学，2007，2（2）：5－15.

［67］中华人民共和国卫生部．电子政务栏［EB/OL］．［2010－12－22］，http：//www. moh. gov. cn/publicfiles/business/htmlfiles/wsb/pdzzw/list. htm.

［68］健康报．卫生信息化建设“十二五”规划初定［N］．［2010－12－22］，http：//www. jkb. com. cn/document. jsp？docid=153700&cat=0I.

［69］产业和信息化．电子病历试点为区域医疗信息化大发展提供保障［EB/OL］．［2010－12－22］，http：//miit. ccidnet. com/art/32559/20101019/2216571_ 1. html.

［70］四川省卫生信息中心主编．四川卫生统计年鉴（2009）［M］.

成都：四川大学出版社，2010.

　　［71］方积乾．医学统计学与统计软件［M］．北京：北京医科大学出版社，2000：246-250.

　　［72］刘朝杰．量表的信度与效度评价［J］．中国慢性病预防与控制，1997，5（4）：174-177.

　　［73］刘贤臣，马登岱，刘连启等．心理创伤后应激障碍自评量表的编制和信度效度研究［J］．中国医学科学，1998，7（2）：93.

　　［74］Norusis M J. Spss 8.0 Guide to Data Analysis［M］. New Jersey，1998.

　　［75］孙振球．医学统计学［M］．北京：人民卫生出版社，2004.

　　［76］李俭．再谈信息化建设在医院管理中的作用［J］．中国数字医学，2009（10）：48-49.

　　［77］钟云燕．现代服务业的界定方法［J］．统计与决策，2009（6）：168-169.

　　［78］杨宏桥，卜海兵等．基于本体的区域医疗信息系统设计［J］．计算机工程，2009（11）：283-285.

　　［79］刘谦．区域性医学数据中心的建设方案与实现策略［J］．中国数字医学，2008，3（4）：13-16.

　　［80］［美］克里斯·安德森．长尾理论［M］．乔江涛译．北京：中信出版集团股份有限公司，2006.

　　［81］［美］克里斯·安德森．免费：商业的未来［M］．蒋旭峰，冯斌，璩静等译．北京：中信出版集团股份有限公司，2009.

　　［82］［美］克里斯·安德森．免费经济学［J］．IT经理世界，2009（8）：82-85.

　　［83］［美］克里斯·安德森．免费商业未来［J］．商界（评论），2008（5）：54-56.

　　［84］［美］彼得·德鲁克．功能社会（德鲁克自选集）［M］．曾琳译．北京：机械工业出版社，2007.

［85］Ansoff H. Corporate Strategy［M］. Revised Edition. New York：McGraw – Hill Book Company，1987：35 – 83.

［86］Faulkner D. International Strategic Alliances：Cooperation to Compete［M］. London：McGraw – Hill Book Company，1995：21 – 75.

［87］［西德］H. 哈肯著. 协同学［M］. 徐锡申，陈式刚，陈雅深等译. 北京：原子能出版社，1984.

［88］郭治安，沈小峰. 协同论［M］. 山西：经济出版社，1991.

［89］何建中. 耗散结构与协同学简介［J］. 气象教育与科技，1993（1）：20 – 24.

［90］徐浩鸣. 混沌学与协同学在我国制造业产业组织的应用［D］. 哈尔滨工程大学博士学位论文，2002，10.

［91］Rogers，Everett M.（1983），Diffusion of Innovations，3rd ed.，New York：The Free Press.

［92］［美］埃弗雷特·罗杰斯. 创新的扩散［M］. 辛欣译. 北京：中央编译出版社，2002.

［93］董方. 传播流研究的经典著作——谈罗杰斯的《创新的扩散》［J］. 西南大学学报（社会科学版），2010，36（4）：191 – 192.

［94］［加］麦克卢汉. 理解媒介——论人的延伸［M］. 北京：商务印书馆，2007：242 – 243.

［95］Gatignon H，Robertson T S. Innovation Decision Processes［M］// Thomas S. Robertson and Harold H. Kassar jian（Eds）. Handbook of Consumer Behavior，Englewood Cliffs，New Jersey：Prentice – Hall，1991.

［96］Damanpour F. Organizational Innovation：A Meta – analysis of Effects of Determinants and Moderators［J］. Academy of Management Journal，1991（34）：555 – 590.

［97］Fichman R. G. The Diffusion and Assimilation of Information Technologies［M］//R. W. Zmud（Ed.）. Framing the Domains of IT Research：Glimpsing the Future Through the Past，Cincinnati，OH：Pinnaflex Educational

Resources，Inc. 1991：173 - 208.

［98］夏玲军，楼晓峰．云计算及其面临的挑战［J］．软件导刊，2010，9（10）：3 - 4.

［99］Rajkumar B，Chee Shin Yeo，Sri - Kumar V．Market - Oriented Cloud Computing：Vision，Hype，and Reality for Delivering IT Services as Computing Utilities［C］//2008 10th IEEE International Conference on High Performance Computing and Communications，2008：5 - 13.

［100］唐箭．云计算研究综述［J］．内蒙古民族大学学报，2010，16（2）：15 - 16.

［101］钟晨晖．云计算的主要特征及应用［J］．软件导刊，2009，8（10）：3 - 5.

［102］于志良．云计算现状研究［J］．电脑开发与应用，2010，23（10）：67 - 68.

［103］陈龙，肖敏．云计算安全：挑战与策略［J］．数字通讯，2010（6）：43 - 47.

［104］王斐．浅谈信息化的新浪潮——云计算［J］．科技创新导报，2010（30）：28 - 29.

［105］杨熙贤．云计算技术及其面临的挑战［J］．西安欧亚学院学报，2010，8（4）：40 - 44.

［106］李玉杰，熊文举，姜浩娜．基于 SOA 架构的医院信息系统集成［J］．中国数字医学，2008（8）：54 - 56.

［107］金堂县县级医疗机构卫统 1 - 1 年报一览表［A］. 2010 - 02 - 25.

［108］金堂县乡镇卫生院的卫统 1 - 2 年报一览表［A］. 2010 - 02 - 25.

［109］金堂县县级医疗机构卫统 1 - 1 年报一览表［A］. 2011 - 02 - 15.

［110］金堂县乡镇卫生院的卫统 1 - 2 年报一览表［A］. 2011 -

02 – 15.

[111] 金堂县卫生局. 金堂县与四川大学华西医院共建统筹城乡医疗卫生事业发展示范县项目情况汇报 [R]. 2010.

[112] 刘梅, 陈金华, 彭晓明. 社区卫生服务机构与医院实施双向转诊的意义及建议 [J]. 中国全科医学, 2004 (7): 38 – 39.

[113] 计虹, 金昌晓华, 郭岩. 门诊医生工作站信息系统满意度调查与分析研究 [J]. 中国医院, 2010, 14 (2): 54 – 56.

[114] Venkatesh V, Davis. F D. A Theoretical Extension of the Technology Acceptance Model Four Longitudinal Field Studies. management science, 2000, 46 (2): 186 – 204.

[115] 刘军安. 贫困地区乡镇卫生院建设与健康促进项目绩效评价 [D]. 华中科技大学博士研究生学位论文, 2008.

[116] Paddock L E, Veloaki J, Chatterton M L, et al. Development and Validation of Questionnaire to Evaluate Patient Satisfaction with Diabetes Disease Management. Diabetes Care, 2000, 23 (7): 951 – 960.

[117] 徐庐生. 近十年来医院信息化的发展 [J]. 中国医疗器械信息, 2010, 16 (3): 1 – 8.

[118] Davis F D. Perceived Usefulness, Perceived Ease of use and User Acceptance of Information Technology. MIS Quarterly, 1989 (13): 319 – 340.

[119] 区域的概念、构成和特点 [EB/OL]. http://www.shoulai.cn/BBS_ Topic/Topic_ 1838. html.

[120] 刘杰. 区域医疗信息化破局医改良药全国攻坚 [J]. 中国医院院长, 2007 (7): 16 – 18.

[121] MBAlib 智库百科. 免费经济 [EB/OL]. http://wiki. mbalib. com/wiki/%E5%85%8D%E8%B4%B9%E7%BB%8F%E6%B5%8E.

[122] 郭建水. 略论西部地区信息化建设 [J]. 理论导刊, 2003 (1): 23 – 25.

[123] 克里斯·安德森. 免费经济学 [J]. CEOCIO, 2009, 8 (5):

82 - 85.

［124］孙玲．协同学理论方法及应用研究［D］．哈尔滨工程大学硕士研究生学位论文，2009.

［125］陈晰．基于协同学的城市交通控制与诱导系统协同的理论与方法研究［D］．吉林大学交通学院博士研究生学位论文，2006.

［126］王淑，王恒山，王云光．基于协同学原理的区域协同医疗信息系统及协同模式研究［J］．中国医院管理，2009，7（29）：31 - 34.

［127］王慧．创新扩散理论的提出、发展及应用［J］．大众商务，2010（116）：116.

［128］侯正晔．基于创新扩散理论的政府危机公关中网络应用的实证研究［D］．重庆大学硕士研究生学位论文，2008.

［129］唐红，徐光霞．云计算研究与发展综述［J］．数字通信，2010（1）：23 - 28.

［130］林沛．云计算助推信息产业升级［J］．汕头科技，2010（2）：42 - 46.

后 记

当前我国经济和社会的发展正处于转型时期，传统的医疗服务模式与居民健康需求发展的矛盾日益尖锐，以治疗疾病为目的的医学模式，需要向以预防和健康管理为目的的医学模式转变，用战争与征服思维模式去应对老年、慢性与恶性疾病。走疾病晚期诊断与晚期治疗的路子，高科技、高资本密集投入诊断与治疗的方式是没有前途的，对医疗服务要素的改革与重组迫在眉睫。

"现代信息技术的发展，可以实现管理模式的创新，解决了传统的市场机制解决不了的问题，创造新的市场形态。"利用信息技术，打通分离，通过医疗机构自身的资源优化机制，建立上下整合、分工协调的平台，实现品牌、技术、人才、资金等资源在不同级医疗平台的自然流通，为患者提供"一站式"服务。基于信息共享的区域协同医疗服务被看作是缓解"看病难""看病贵"的有效手段。

本书是在对国内外区域医疗信息化建设系统梳理、整理的基础上完成的，虽然相关数据时间有点远，但其研究成果对当下医疗卫生体系改革仍有重要的借鉴价值和指导意义，尤其是对医联体建设。这得益于当年导师的悉心指导和其超前意识。本书很多观点和提法都是集合课题组老师们的智慧，是课题组所有成员的心血。

　　本书得以成稿，感谢所有曾给予我帮助和支持的朋友们，感谢你们在研究过程中给予的指导和帮助，这将会是我一生都难以忘怀的美好记忆！感谢亲人们，感谢一直默默支持我的妻女，祝愿你们健康、快乐、安康、幸福！

　　由于本人水平有限，不足之处恳请大家赐教。

万晓文

2019 年 7 月　于南昌寒舍